Travesía entre el amor y la muerte

Crónicas de una pandemia

Alberto Palacios Boix

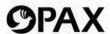

TRAVESÍA ENTRE EL AMOR Y LA MUERTE

Portada: Raymundo Ríos Vázquez

Primera edición: noviembre de 2020

Las marcas **⊙PAX** y **⊙PAX** MÉXICO son propiedad
de Editorial Terracota, SA de CV.

ISBN: 978-607-713-272-1

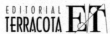

DR © 2020, Editorial Terracota, SA de CV
Av. Cuauhtémoc 1430
Col. Santa Cruz Atoyac
03310 Ciudad de México

Tel. 55 5335 0090
www.editorialpax.com
Impreso en México / Printed in Mexico

2024   2023   2022   2021   2020
  5   4   3   2   1

Índice

Para Daniela, Lucía,
Alberto y Jorge Ernesto;
mis coordenadas vitales
ante cada sol, cada luna,
y el resplandor cabal del mediodía

Do not go gentle into that good night,
Old age should burn and rave at close of day;
Rage, rage against the dying of the light.
Dylan Thomas (1914–1953)

À la vérité, tout leur devenait présent.
Il faut bien le dire, la peste avait enlevé à tous le pouvoir
de l'amour et même de l'amitié. Car l'amour demande
un peu d'avenir, et il n'y avait plus pour nous que des instants.
Albert Camus (1913–1960)

Prólogo

Al despuntar el año 2020, la humanidad se vio asediada por un nuevo virus. Este, de corona radiada y alta contagiosidad, surgió presuntamente de un mercado de mariscos en la China meridional. Los portavoces de dicha pandemia —que cobró más de un millón de vidas— aseguran que la plaga es producto de ciertos hábitos carnívoros de hombres y mujeres, que hemos mancillado la Naturaleza a nuestro antojo y que este fue el castigo conmensurable a nuestra voracidad.

La profusión de ciudades con su aglomeración y sus desechos, la tala desenfrenada de bosques y selvas, la invasión de los océanos y la rarefacción del ambiente terrestre hasta crear cambios permanentes en el clima suscitaron las condiciones ideales para que se diseminara la pandemia de covid-19.

El fenómeno inmunológico atravesó fronteras, se coló por las rendijas y horadó los hospitales y centros financieros. Ni el aislamiento social ni la proscripción de actividades no esenciales pudieron detenerlo. La marejada de contagios y sus consecuencias sociales mostraron al mundo la estulticia de sus gobiernos y la avaricia de sus proveedores. Incluso en la mitad del sufrimiento afloraron los lobos que buscaban sacar provecho del desamparo general.

Gradualmente, como toda avalancha, la fiebre se fue asentando, en sentido análogo al que arrasó continentes y sociedades. Al despertar de la peste, muchos ancianos habían perecido, privaba un sentido de estupefacción global y la "nueva normalidad" vino a retomar su lugar, agudizadas la desigualdad y el mercantilismo.

Este pequeño volumen es un intento lírico (y por momentos científico) para recalar en esa trágica experiencia desde la cotidianidad o tras el frente de batalla. No es preciso ni detallado, porque la ficción no pretende documentar la realidad sino recrearla. Es acaso un testimonio, como tantos otros que se gestaron mediante la música, la poesía, el periodismo y otras artes, de esta plaga contemporánea y sus distintas expresiones.

Ciudad de México
Septiembre de 2020

Retrato hablado

Es domingo y la vida está en suspenso. Los mercados e iglesias no despacharán tampoco en esta ciudad ignota de América Latina. De modo que solo el hambre y los pecados pululan sin rumbo por las calles polvorientas. Aquí no hay sol ni las aves trinan para anunciar la mañana. El clima traduce apenas un cambio de estación y un horizonte sepia, amorfo, que destiñe la luz tibia de otro día que no amanece.

Entre las sábanas roídas, el hombre se despereza con un escalofrío. Su mujer, obesa y enferma, ronca con dificultad a su lado. Él se incorpora a medias y observa su rostro abotagado y de un tinte arenoso que anoche no mostraba. Su respiración es visiblemente más difícil y está sudando. Hace frío en la casucha de láminas corrugadas, así que no se explica el calor que emana del cuerpo jadeante de su concubina. El roce de su frente lo alarma: está ardiendo y parece no volver en sí. De inmediato piensa a dónde o con quién acudir. Es albañil desde su infancia y carece de seguridad social. Es más, cuando su hijo quiso contratarles un seguro popular, lo desaparecieron y todos quedaron nuevamente a la deriva.

En la misma calleja sin asfalto viven una hija embarazada, su marido y dos nietos andrajosos y cargados de moco a permanencia. Él se ha rehusado a visitarlos, siguiendo las recomendaciones del gobierno, pero no duda en este momento que su mujer se haya escapado para llevarles algo de comer o abrazar a los chamacos. ¡Y ahora esto!

Decide por lo pronto limpiarla y cambiarla de ropa, que está empapada. Con el esfuerzo, la mujer parece reaccionar y abre los ojos con dificultad. Tiene la boca seca y le cuesta trabajo articular palabras.

—¿Te duele algo, vieja? —pregunta Modesto, sujetándole la cara.

Lo que emite la mujer es más parecido a un gruñido que un vocablo, y su esposo desiste de obtener respuestas mientras la desnuda y busca alguna pastilla que pueda estar a la mano en el viejo buró. Encuentra una caja de aspirinas que debe haber caducado hace varios meses y las disuelve como puede en un vaso de agua fría. Al menos eso debe atenuar la fiebre mientras consigue ayuda.

La recuesta de nuevo, evitando las sábanas y cobijas que desecha en el traspatio. Su respiración es agitada y a todas luces insuficiente, porque los labios parecen amoratarse poco a poco. Incluso se queda sin resuello momentáneamente, lo que hace que Modesto se resista a abandonarla.

Por fin, se faja unos pantalones de trabajo y sale a la calle atropelladamente. Su angustia es tan ostensible que su vecino, don Faustino, viéndolo tropezar frente a su ventana, emerge también, acomodándose un tapabocas de pana que le deja descubierta la nariz y el bigote.

—Quiubo, compadre, ¿a dónde va usted tan carrereado?

—Mi vieja está muy mala, Faustino, yo creo que ya le pegó el corona ese que dicen.

—Ah, pos está de la chingada, porque no hay matasanos especialistas por el rumbo. Con suerte lo ayudo a que traíbamos al de la farmacia.

—Pos ándele, no la quiero dejar solita mucho rato.

Con esa admonición, emprenden ambos el camino cuesta arriba, entre lodazales y perros famélicos, para acudir a la Farmacia del Ahorro, que se ha convertido en la clínica local en medio de tanta pobreza.

El médico es un muchacho imberbe que se asusta solo de verlos, ansiosos y faltos de aliento. Con mucha reticencia, decide acompañarlos por un precio. Se antepone una careta de plástico, se cambia la bata y sale con un maletín bastante descuidado hacia la casa de la enferma, guardando una distancia de dos metros con los familiares.

Federico se graduó sin mucho revuelo de una universidad autónoma en provincia. Nunca fue un estudiante brillante y su desempeño en el internado en Puerto Progreso, donde lo atrajo la vida marítima más que la ciencia, pasó de noche, como suelen decir sus compañeros. Presentó dos veces el examen de residencia (quería ser cardiólogo, o lo que pudiera conseguir a falta de plazas) pero fracasó y, ante la oportunidad de trabajar un poco para independizarse, optó por un puesto de galeno de farmacia.

Lo hizo en secreto para no defraudar a su familia, con la convicción de estudiar con más ahínco y aspirar a una maestría en su facultad de origen o un puesto de ayudante en cualquier hospital municipal. Entretanto, vería la manera de ganar unos cuantos pesos por la tangente, atendiendo consultas a domicilio, alguno que otro parto y, ¿por qué no?, el ocasional aborto clandestino.

Al ingresar a la casucha, el dueño se hace a un lado para dejar que el médico atienda a su esposa. Su respiración se ha hecho cada vez más exigua y no responde a estímulos verbales o dolorosos. Atemorizado e impotente, Federico se sienta a un lado del catre y saca su estetoscopio, no sin antes enfundarse unos guantes de látex que trae en el bolsillo. Lo que escucha le recuerda esos pulmones inundados de los pacientes con nefropatía terminal que conoció en el hospital general, cuando cursaba el cuarto año de medicina.

Prácticamente no detecta inspiración alguna y a la espiración, el ruido de hojas muertas se sobrepone a cualquier silbido. El pulso y la frecuencia respiratoria están por las nubes y la mujer se ve en estado crítico. Por primera vez en su corta carrera, se siente desolado, sin saber qué hacer.

A sus espaldas, los dos hombres esperan en silencio sus instrucciones. El joven doctor se debate entre prescribir algo que adivina inútil o solicitar una ambulancia con la vana esperanza de que la mujer llegue aún viva a una clínica cercana. Toda su vocación y su precario sentido ético pasan por delante de su frente.

Como poseído por una súbita iluminación, se recompone y se gira para dirigirse a sus interlocutores.

—Señor Modesto Juárez, me dijo, ¿verdad?

El esposo asiente, visiblemente acongojado, en tanto que el vecino se limita a cruzar los brazos y sentirse solidario.

—Su señora está grave, Modesto, yo no tengo los implementos para salvarla. Tiene que llevarla a un hospital, si no, se va a morir aquí desatendida.

—Pero usted es doctor, ¿qué no, pues? Haga lo que pueda, yo no tengo dinero pa' internarla y allá se quedan todos los que han trasladado; ya no vuelven nunca.

Las protestas de Federico, emitidas con humildad, no consiguen cambiar la intención del hombre, que lo más que ofrece es acudir por el resto de su familia para dirimir el caso.

La hija llega en pocos minutos presa de angustia. Irrumpe en la habitación y se abalanza sobre la madre que a estas alturas respira treinta veces por minuto, en jadeos superficiales y con la lengua de fuera.

El joven médico ha hecho traer un suero glucosado, un frasco ámpula de multivitamínico y otro de antibiótico, el primero que le vino a la mente. Giró órdenes de que consigan un tanque de oxígeno (parece que una vecina enfisematosa puede prestarles uno) e insiste en que, si las cosas se complican, no puede garantizarles nada, pues les ha advertido de su parquedad de recursos técnicos.

La respuesta de la familia sigue siendo la misma.

—No la vamos a llevar a un hospital, doctorcito —refrenda la hija—. Allá todos se mueren o los matan.

Han pasado tres días del deceso de Teresa, pese a los esfuerzos vanos de Federico por resucitarla. Fue cuestión de horas, él iba y venía del consultorio a la casa de la moribunda, que a cada rato se llenaba de más deudos. No tuvo el valor de cobrar por sus servicios, se reclinó al lado de la cama y constató simplemente que el corazón se había detenido. Las maniobras de resucitación salvaron acaso su prestigio, porque pudo salir airoso de tan dramática situación sin dar cuenta de su ineptitud y su impotencia.

Está pensando seriamente pedir un cambio de plaza o sencillamente renunciar a la compañía que lo contrató por un salario magro, que cubría sus necesidades mientras se construía un futuro. Hoy nada importa; es la imagen viva del fracaso frente a la agonía; un moderno Macario que no supo distinguir el espectro en la cabecera de su enferma y se lanzó —como un triste médico de trinchera— a salvar trozos y no seres humanos.

La hija prometió pasar a pagarle esta mañana, pero Federico recoge sus pertenencias, descuelga su título de la pared que flanquea el escritorio y, sin despedirse, se sube en un Uber con destino imprevisto. Cae la luz de una primavera sombría sobre las calles mugrientas que deja a su paso. Llora por dentro, cabizbajo y oteando al horizonte, como los guerreros que saben callar y sopesar el dolor de la derrota.

Cuarentena

Un silencio ominoso se cierne sobre esta tierra otrora fértil y sembrada de promesas. Las calles están desiertas y los roedores abundan, acechando todo lo que queda vivo o disponible. Parece una imagen anticipada de un Apocalipsis que nos ha tomado por sorpresa.

Elena observa el cielo cubierto de nubes desde la cocina como petrificada. Su perfil se baña de esa luz mercurial y se deja abrazar con un suspiro.

—No podremos salir —me dice—. Algo en el aire puede matarnos; es alarmante.

—Serán unas cuantas semanas, amor mío —insisto, con un tono de seguridad que intenta esconder mi miedo.

—¿Y los niños? ¿Y la escuela? ¡No tenemos dinero para llevarlos lejos! Al menos en una playa o en un campamento podríamos engañarnos un poco.

—¿Engañarnos? —pregunto, como si no supiera a qué se refiere.

Se gira entonces y me clava sus ojos húmedos, colmados de tristeza. Quisiera comprender y hacerla ver que mi función es protegerlos, que solo bajo mi cuidado estarán a salvo. Pero no puedo evitar sentirme como un secuestrador, que les arrebata la luz y el viento, que les impide tocar los árboles o lamer un helado, hablar con los vecinos o asistir al estreno en turno.

Me quedo quieto a su vera, la mirada perdida en lontananza. Cierto, tengo que coincidir con ella: el panorama es devastador.

Jeremías, el dueño de la ferretería, murió ahogado cuando esperaban la ambulancia. Su mujer está inconsolable y dudamos que lo sobreviva. El asilo de ancianos que solíamos visitar, para llevarles algo de comida o medicinas que sobraban, está cerrado a cal y canto. A veces veo salir carrozas funerarias del portón lateral, pero he dejado de contarlas.

Nos permiten emerger del encierro solo un día por semana (elegimos los jueves, junto con la familia Aguilar y los Ramírez) para hacer compras. Lo indispensable, claro está, porque los mercados y tiendas de abarrotes sufren por el desabasto. La otra semana conseguí una bolsa de arroz y papel de baño, un lujo en estos tiempos.

Aquí en casa, las reservas de alimentos congelados se agotaron hace un mes y subsistimos a fuerza de raciones. Tenemos agua, pero nos bañamos con esponja para optimizar la reserva. No lavamos ropa y evitamos cualquier desperdicio en fregaderos o excusados. He insistido que es nuestro bien más preciado después del aire.

Por supuesto, el perro de Cheli está famélico, le damos sobras una vez al día. Les he hecho saber que tal vez tendremos que sacrificarlo si esto se prolonga demasiado. A veces sueño que nos lo comemos, a falta de otras proteínas que sostengan nuestra inactividad. Se pueden imaginar que despierto bañado en sudor, aterrado y asqueado de mi voracidad inconsciente.

De noche me atenaza el insomnio y escucho atento la respiración de mi esposa; entre ideas que desecho por inútiles, percibo cómo los muros se me vienen encima. Acaso converso con fantasmas y eslabono en mis desvelos alguna plegaria que había olvidado.

Los días en cambio se alargan como arroyos sucios, esos que no conducen a ninguna parte. Trabajar desde casa es agobiante, ante todo porque no tengo garantía de que me pagarán esta quincena. La norma es un recorte de salarios y ¡a eso le llaman solidaridad! ¿De qué nos sirve el Wifi gratuito si no podemos comer lo necesario?

Aunque debo admitir que navegar por la red distrae a los chicos por horas interminables, a falta de actividades y aire libre. Sin embargo, acusan ya una piel reseca y pálida, con sendas ojeras; además de signos evidentes de hartazgo. Hace unos días les permití salir en la madrugada a andar en patines, pero una vecina nos denunció y por poco acabo en la cárcel. Tuve que sobornar a los policías que nos sitiaron y regalarles los patines. Mis hijos no me lo perdonan.

Hablo a ratos con colegas del trabajo, con mi hermano que vive en Denver y con una tía que hiberna aterrorizada en un pueblo de Galicia. No sé bien a bien quién lo sufre más, ellos en su soledad o yo tratando de sobrellevar la existencia en familia.

Tenemos prohibido seguir las noticias, porque han pasado de ser alarmistas y son cada vez más deprimentes; máxime porque el gobierno fue rebasado en todas sus conjeturas. Los hospitales están saturados de enfermos críticos y no hay medicamentos, salvo por una supuesta venta clandestina a precios mercenarios.

Prendemos la televisión por automatismo, con intención de distraernos y buscar un frente común al tedio, pero nada parece despertar nuestro entusiasmo. Desde luego, ya agotamos todas las películas de Netflix y vamos por una segunda tanda de las series que mi esposa se sabe de memoria.

Para colmo, mi jefe me advirtió ayer que tendrán que hacer recorte de personal en la agencia. Si me lo dice es porque me está insinuando un adelanto de que yo seré uno de los despedidos. Habló con ostensible cinismo de una remuneración generosa por los años de servicio, ¡como si eso bastara para cobijar un futuro por demás incierto! En ningún momento sentí que me tratara como su confidente, a pesar de nuestra amistad (real o simulada). Más bien, creo que me estaba poniendo al tanto de mi destino inmediato. No le he dicho nada a Elena todavía, no quiero preocuparla más.

Antenoche estuvimos ponderando cambiar a los niños a un colegio más barato y quizá vender un coche, porque la situación no parece tener fin y ella perdió al principio su trabajo. ¿Quién iba a querer comprar flores y regalos en medio de esta contingencia?

Tampoco he querido confesarle que nuestro amigo Dylan, de Southampton, está hospitalizado en terapia intensiva. Lo cual es un decir, porque en efecto está atornillado a un respirador en un pasillo del hospital universitario, sin medicamento alguno y a todas luces esperando sucumbir. Su novia Cassandra, una colombiana encantadora que nos lo presentó, no paraba de sollozar en el teléfono. Le mentí y le dije que Elena estaba con fiebre y prefería dejarla dormir. Eso fue hace tres días. Me siento un despiadado por no llamar a Cass de vuelta y preguntar por su compañero, tanto como por revisar periódicamente el internet en busca de su esquela.

En mis equívocos ratos libres, no puedo leer. Sencillamente no me concentro. Empecé a hojear un relato de Kapuscinski ("Viajes con Herodoto", creo que se titula) y no pasé de las primeras páginas, pensando en nimiedades.

Mi otra distracción solía ser el ejercicio, pero el gimnasio está cerrado por tiempo indefinido, y por más lagartijas y sentadillas que me imponga, me siento un recluso esperando sentencia. Perdí ya toda la musculatura y parezco un viejo roído a mis cuarenta y cuatro.

He resuelto escribir mis impresiones y banalidades a la par con mi familia, pero no sé por dónde empezar y supongo que un ciudadano común no tiene mucho que contarle al mundo. Pero me apoyaré en mi cultura general y acaso me remontaré a mis abuelos, que vivieron la epidemia de influenza que asoló a Europa tras la Primera Guerra Mundial. Podría ser un buen tema, aunque trillado, para infundir mi relato de esperanza.

En el estupor de mis cavilaciones, Elena se acerca de improviso para arrebatarme un poco de esta pesadumbre.

—Va a empezar *Turandot*, Santiago. ¿La quieres ver conmigo?

Me dejo llevar como un monigote que carece de voluntad o sentido. Creo que estoy perdiendo el optimismo, algo que me prometí enfrentar como un gladiador cuando se avecinara y ahora sencillamente percibo mi debacle.

—¿Qué será del mundo? —le preguntó con ingenuidad malsana.

—Nada, tonto —replica como si lo esperara—. Vamos a sobrevivir esta catástrofe. Y deja de ocultarme cosas, que soy más fuerte que tú y me necesitas.

El love seat está un poco más mullido esta noche. Pongo mi mano sobre su muslo y la miro largamente, con gratitud, con algún deseo recóndito por primera vez en muchas noches, mientras los acordes de la ópera de Giacomo Puccini inundan la pantalla.

A punto de la semana trece

Todo indica que la pandemia del nuevo coronavirus (covid-19), declarada como tal por la Organización Mundial de la Salud esta semana, amenaza con invadir América Latina en proporciones similares a otros países afectados y de manera exponencial. México tiene condiciones que favorecen su diseminación. A saber, pobreza extrema, hacinamiento en ciudades contaminadas y una incidencia de tabaquismo aún muy elevada en la población adulta y joven.

Si bien existe la sospecha (aún por confirmarse) de que este virus es menos letal en climas cálidos, la prevalencia de mortalidad que oscila entre 3 y 5 por ciento —tomando en cuenta las condiciones de su detección—, lo hacen diez veces más mortífero que la influenza estacional. Así, nada más de entrada, es un bicho al que le debemos temer y guardar distancia.

En ausencia de vacunas y dado que ningún medicamento antiviral ha probado eficacia contundente, nuestra tarea se limita a prevenir y a intensificar las medidas de higiene personal y ambiental. Por lo pronto, solo tenemos noticias aisladas de que el antimalárico hidroxicloroquina (Plaquenil), el antiviral Remdesivir y el antiartrítico inhibidor de IL-6R Sarilumab (Kevzara) potencialmente podrían controlar la gravedad de la infección, pero ninguno de estos fármacos se ha empleado en ensayos bien conducidos para garantizar su empleo generalizado.

Los cierres de escuelas, cancelaciones de eventos deportivos y aislamiento de comunidades han probado ser útiles para reducir la propagación rápida del coronavirus, pero no lo detienen por completo. Acaso la experiencia de Singapur y Taiwán, que implementaron una desinfección muy acuciosa de cuartos de hospital y lugares públicos, ha sido lo más efectivo hasta este momento; pero en un mundo globalizado, donde se cruzan continentes todos los días, la apuesta de detener esta pandemia con cierres de fronteras es ilusoria.

Más aún, la experiencia reciente ha demostrado que mientras más se prueba a los contactos y personas con síntomas respiratorios, aumenta exponencialmente la positividad hacia covid-19; lo que indica que muchísimas personas son portadores asintomáticos o están en fase prodrómica antes de desarrollar síntomas y que, en efecto, estamos subdiagnosticando los casos. Al momento de escribir esto, estoy cierto de que esa es la situación de nuestro país, porque los viajeros de Oriente y Europa siguen llegando a nuestros aeropuertos y no hemos impuesto medidas de triaje suficientes para detener y aislar a los posibles infectados. En una palabra, la pólvora se está regando.

Nuestro gobierno ha insistido en que no debemos alarmarnos porque se tienen los recursos para enfrentar la epidemia, pero me temo que nuestros servicios de urgencias y de terapia intensiva son limitados y, sobre todo, que aún no hemos visto el clímax de la infección. Este debe desatarse a partir de la segunda quincena de marzo y en torno a la Semana Santa, cuando la movilización de aeropuertos, terminales de autobuses y centros turísticos estará en su apogeo.

Desde este momento, y en mi calidad de médico especialista en enfermedades autoinmunes y a cargo de enfermos crónicos durante cuatro décadas, sugiero las siguientes medidas de prevención:

1   Si usted desarrolla síntomas respiratorios, quédese en casa. Llame a su médico y vigile su respiración, su temperatura corporal y sus síntomas generales. No acuda a un servicio de urgencias, puede infectar a otros y diseminar la infección.
2   Lo ideal es disponer de pruebas diagnósticas para casos de alta sospecha (ante todo viajeros que llegan de Europa con tos, disnea o fiebre) y enfermos inmunosuprimidos que desarrollen síntomas respiratorios. Como es obvio, no todo el mundo puede hacerse la prueba, porque no alcanzaría para detectar a los que verdaderamente tienen covid-19.
3   Por ello, el triaje (selección de casos sospechosos) es vital y debe quedar a juicio del personal de salud. Sea por teléfono o en los servicios de urgencia que cada hospital tenga disponibles.
4   Algunos hospitales están ya instalando unidades o tiendas de campaña afuera del nosocomio para recibir a los enfermos sospechosos y evitar la contaminación de las áreas grises del hospital.
5   Los médicos y enfermeras somos los más expuestos y por ello debemos reservar las batas, cubrebocas y gorros para el personal de

salud. Acumularlas o enriquecerse con su venta es contrario al beneficio sanitario y afecta a los más vulnerables.

6   ¿Cuándo debo correr al hospital? Cuando le falte el aire al grado de no poder respirar o cuando la fiebre y la tos sean persistentes. Ante todo si usted es diabético, tiene cáncer o leucemia, padece insuficiencia renal o está tomando cortisona en dosis altas.

7   ¿Será posible contener esta pandemia? Tanto las autoridades de salud en los diferentes países como los médicos, confiamos en que si logramos implementar medidas preventivas suficientes, este virus —como tantos otros de la historia de la humanidad— acabará por ceder una vez que las condiciones ambientales ya no favorezcan su replicación.

8   Obviamente, la aplicación oportuna de una vacuna efectiva acelerará su control, pero mientras no la tengamos disponible, nos queda el recurso de aislar a los enfermos, desinfectar las áreas comunes, evitar aglomeraciones y suspender actividades sociales o deportivas que convoquen a grupos numerosos de personas. Muchas empresas ya han adoptado el trabajo en casa (*home office*), lo cual es muy loable porque evita que los lugares de trabajo se conviertan en focos de diseminación.

9   Sabemos que los ancianos mayores de setenta años, los enfermos crónicos y quienes utilizan medicamentos que suprimen la inmunidad adquirida (anticuerpos y glóbulos blancos) tienen el mayor riesgo de desarrollar una neumonía rápidamente progresiva (conocida como ARDS) y morir en pocos días. Estos grupos han mostrado que se muere uno de cada ocho infectados (!), o sea 14.8 por ciento. Es decir, cinco veces mayor mortalidad que la atribuida a la población general.

10 En contaste, los niños parecen menos susceptibles, pero eso no es ninguna garantía. Habrá que cuidar a todos por igual. Porque cualquiera puede ser portador o víctima. El covid-19 no discrimina.

En resumen, estamos a mediados del mes de marzo de 2020 y este coronavirus se detectó en Wuhan apenas hace tres meses (el 19 de diciembre de 2019). El número de infectados a nivel mundial asciende a casi 130 000 (confirmados con prueba diagnóstica, solamente) con más de 4 700 muertes; la mayoría en China, Irán e Italia, países que no tomaron previsiones a tiempo y que comparten un alto índice de tabaquismo y población de edad avanzada. Las medidas recientemente adoptadas para frenar los viajes transatlánticos harán más pausada su diseminación pero no lo van a detener. Es tarea de todos hacer nuestro mejor esfuerzo por evitar que se propague y, si detectamos un caso sospechoso, aislarlo en su casa y dar la voz de alarma. Nunca como ahora la solidaridad ha sido tan necesaria para salvar vidas. Esta es una guerra sin cuartel, y si queremos detener al enemigo, tenemos que unir esfuerzos y protegernos unos a otros, sin distinción de raza, género o condición social.

No dejen de consultar las páginas de la Organización Mundial de la Salud (OMS), de los Centros para el Control y Prevención de las Enfermedades (CDC) de Atlanta y de la Secretaría de Salud. Cuanto más informados estemos, más podemos hacer para combatir esta epidemia.

¡Cuídense y cuiden a quien esté a su lado: familia, vecinos, ciudadanos, todos a uno!

En caída libre

Mientras escribo esto, puedo pensar en el cúmulo de tareas que a la vez pospongo. El teléfono colgado yace frente a mí, inerte; la puerta cerrada parece alejarme del mundo; pero veo venir una avalancha de compromisos y encargos pendientes que me apremian, que me llaman sin cesar...

La vida cotidiana sujeta a plazos perentorios, que exigen respuestas con urgencia. Hemos abjurado del tiempo para escuchar, para sopesar las palabras, para detenernos en la mirada del otro, para apreciar los detalles, los pliegues, los artilugios, la tonalidad o el brillo oscilante. Impelidos por nuestros "quehaceres y deberes" pasamos por alto el momento y la compañía. Apuramos el paso, el desayuno, la conversación, el baño, el pensamiento.

La comunicación visual y escrita, que antaño obligaba a una cierta espera, que nos preparaba para la noticia y quizá nos permitía saborearla en ese hiato de anticipación, se ha perdido. El internet, extraordinaria herramienta informativa, nos ha robado la cadencia. El teléfono celular, ese medio omnipresente que está en la mano de todos y de nadie, se ha adueñado de nuestra convivencia. La televisión nos duerme con su resplandor ubicuo; y nos despierta, nos acompaña para cenar o en los espacios públicos, corrompiendo la espera. Hablamos poco, nos miramos menos y nos tocamos sin sentirnos.

"*Me urge*", "*te marco enseguida*", "*mándamelo de inmediato*"... son frases que refrendan esa negación para vivir a destiempo. Lo trágico es que, al aceptar esta condición de esclavos de lo inaplazable, hemos cedido nuestro espacio psíquico a la impulsividad y al desenfreno. Ahogarse en el trabajo, comer con glotonería, beber sin reservas, ejercitarse obsesivamente, doparse hasta la abulia. Optamos por lo inmediato, por lo estridente y lo que rasga la superficie, aquello que brinda goce y no placer. Es preferible tomar psicofármacos aunque nos anestesien el ánimo, a tramitar el dolor y la incertidumbre con un psicoterapeuta en un viaje improbable y azaroso: Sísifo a cambio de Ulises, ¡qué pobre negociación!

Cuando tomo el elevador cada mañana para acceder a mi oficina, encuentro a unos cuantos acompañantes invariablemente sumergidos en sus pantallas. A veces alcanzo a descubrir imágenes —efímeras por supuesto— que captan su atención, si bien las más de las veces, están "chateando" con alguien acerca de algún aspecto superfluo y que pronto se olvida. Cambio de tema constante, falta de sustancia, tiempo perdido.

Sin darnos cuenta, los medios y los creadores de imagen y de espacios, los "organizadores de nuestro tiempo libre" han conquistado toda posibilidad de reflexión. Porque leer, estudiar, escribir requieren un lenguaje articulado y reflexivo. No así los memes y los mensajes instantáneos. No importa ya el "¿hacia dónde vamos?" o bien "¿cuál es la razón de la existencia?", porque han sido fácilmente sustituidos por "tengo lo que deseo" y "la razón de vivir es la comodidad que brinda el consumismo". La filosofía de la vida cotidiana es la satisfacción inmediata y perenne, cueste lo que cueste. Anestesia antes que cualquier contacto con la realidad o el sufrimiento de crecer o ponderar las vicisitudes de la vida y de la muerte.

Es así que en la consulta de primer contacto se ven cada día más enfermos del alma que individuos afectados orgánicamente. No debe sorprendernos: el frenesí de las ciudades contemporáneas obliga a acelerar sin saber por qué, ganar la carrera sin meta alguna, disputar cada espacio, cada brecha. Ante tal situación generalizada, la ansiedad, la depresión y la paranoia encuentran terreno fértil. Como muestran numerosas estadísticas, su incidencia ha aumentado desmesuradamente en las comunidades urbanas.

Podemos inferir que la falta de apego y de paciencia —que por cierto revelan la incapacidad de tolerarse a sí mismo—, se erigen como malestares psíquicos o somáticos, de acuerdo con la tramitación individual que cada uno damos a nuestras tempestades. Los pacientes acuden desconsolados, irritados, afligidos por un semejante que no los contiene o que los rechaza. Describen escenarios comunes: trastornos del afecto, entrega ciega al trabajo, sensación de cuerpo extraño, descargas autonómicas (palpitaciones, colon irritable, sudoración, mareos intermitentes, hormigueos) y, sobre todo, una ostensible infelicidad.

A veces la falta de sueño domina el relato. La ausencia de sueños, corrijo. Otras veces los asalta el enigma sintomático de una voz que resuena incesante en la carne o en la mente: contracturas sin explicación mecánica, sensación de vacío, comezón o dolor en una víscera imaginada, etcétera. No es que no exista el padecimiento, como algunos médicos sin empatía suelen acusar, es que se ubica en el territorio de lo imaginario, en la representación psíquica del cuerpo, y no en un reducto anatómico. Pero igual se sufre.

Para entenderlo, les propongo esta reflexión: nacemos equipados con un aparato neurosensorial muy fino, que nos permite recoger las señales internas y externas (hambre, frío, peligro), y traducirlas como impulsos depositados en el cuerpo. Quizá no sabemos quienes somos, dónde nos ubicamos respecto de mamá y su nutritivo pecho, pero sentimos, padecemos y calmamos nuestro displacer con caricias, entonaciones de voz o reposo. Conforme adquirimos conciencia —precaria, por supuesto— de nuestras fronteras corporales, el acervo de memoria recoge todos estos estímulos ligados a lo somático en forma de representaciones psíquicas. Es decir, una caricia evocará placer y tranquilidad, un cambio brusco de posición o de temperatura despertará el recuerdo de disgusto, una sensación de hambre nos obligará a rastrear el sustento con llanto cargado de angustia, y así sucesivamente. A medida que refinamos estas huellas imaginarias, con la madurez del sistema nervioso central, se distingue lo propio de lo extraño, pero quedan algunas líneas confusas, que no se delimitaron con precisión debido a nuestro incipiente discernimiento.

Esos restos que no se tramitaron en su oportunidad, que se ligaron con un afecto alterado, que no se aplacaron debidamente, se quedan como huecos que llenarán otras instancias de la vida cuando el sujeto se sienta amenazado. Serán como el reflejo deforme de una invalidez pasada, y ahora proyectada en el mundo, o bien como la sensación devuelta de algo siniestro que nunca se entendió. De ahí que resulten tan desconcertantes. No tienen concordancia con la realidad como tal, no derivan de un evento traumático específico, no son la consecuencia de algo concreto. Surgen de adentro, de lo recóndito, como fantasmas que ululan en nuestras acciones o pensamientos, que nos aprietan la barriga o nos estiran el cuello.

Podría sugerirles varios ejemplos: la fibromialgia, ahora tan de moda (pese a que se erigió como pseudoentidad clínica por el Dr. Hugh Smythe en 1972) y es el reducto de todo aquello que no se puede explicar por dolor o depresión. También el colon irritable, que aúlla desde el abdomen a falta de afecto y templanza, o la migraña, que anuncia la intolerancia del sistema nervioso autónomo ante lo inaudito o lo amenazante. En fin, los llamados trastornos funcionales, que dan cuenta de nuestro padecer sin palabras que lo articulen apropiadamente.

No se diga la ansiedad generalizada que ha despertado esta epidemia de Sars-CoV-2. Dolores de garganta y tensión muscular al por mayor, cefaleas e insomnio, pechos estrujados por el miedo que anuncia la catástrofe, la certidumbre de muerte, aunque se carezca de los síntomas que repetidamente hemos informado. Además, la soledad y el encierro, aislados y desamparados, sin poder descargar esa angustia con la que despertamos y permea el día hasta inundar cada noche; por eso el contacto humano, aunque lo hagamos a través de nuestras míseras pantallas, es ahora más necesario que nunca. Escuchemos, observemos, confrontemos al otro, reconozcamos sus palabras, su aliento, la profundidad de su mirada…

Que no nos ahogue el vacío interno, la carne tensa y desfigurada, los nervios que sollozan irritados por fantasmas, la sordidez de nuestro desamparo y la desesperanza. No, tomemos las manos a la distancia, abracemos nuestras almas despavoridas, leamos y cantemos, brindemos.

El cuerpo se queja de manera muda, con mensajes no formulados, pero sin duda elocuentes, respondiendo al conflicto que se verifica en sus entrañas. ¿Será que nos asusta el eco de esos gritos encarnados? Es probable, porque se trata de lo inefable, lo que nos remite a la indefensión originaria, cuando solo la ternura de mamá los acallaba.

Para darle la cara al virus

Varios pacientes me han preguntado cómo distinguir la infección de este nuevo coronavirus y cómo tratarlo. Intentaré dar una respuesta práctica.

Recuerden que alrededor de 80 por ciento de los que se infecten cursarán con un cuadro moderado de síntomas respiratorios, a saber:

A. Congestión de senos paranasales y oídos: esto es lógico porque la vía de entrada del virus es nariz y boca, de modo que las mucosas se inflaman para echar a andar la primera línea de defensas.

B. Tos seca por accesos: nuestros bronquios intentan expulsar el virus; es un mecanismo de defensa obvio y que reduce la carga viral hacia los alveolos.

C. Fiebre: la hipertermia es un mecanismo inducido por mensajeros de los glóbulos blancos (las llamadas interleuquinas) y sirve para perder calor y equilibrar el metabolismo interno. Claro, si es excesiva, cansa y deshidrata.

D. Dolores musculares: de la misma manera que los glóbulos blancos inducen la fiebre, los mensajeros moleculares que secretan contraen los músculos y facilitan la acumulación de ácido láctico, lo que provoca dolor y cansancio muscular.

E. Fatiga: la fatiga es un dato distintivo de inflamación y refleja la intensidad con la que nuestras defensas están combatiendo al virus.

F. "Pecho apretado": esto ya es más preocupante, porque indica que está fallando la distribución de aire en los pulmones. Señal de que debemos medir la oxigenación de la sangre con un oxímetro de pulso y si esta baja de 80, acudir al hospital para ser evaluado por un médico de urgencias.

Tomen en cuenta que *un solo síntoma no indica que se tiene la infección*; es la combinación de varios o todos estos datos clínicos junto con el antecedente de que se ha viajado a Europa, China o Estados Unidos lo que indica que se está padeciendo el covid-19.

Desde luego, a medida que se disperse la contaminación en las ciudades y pueblos de México, el antecedente de viaje va a ser cada vez más distante, y tendremos que basarnos en el contacto con personas potencialmente infectadas. Es decir, quienes ya tengan una prueba confirmatoria o presenten síntomas (tres o más de los señalados arriba) que sugieren infección por Sars-CoV-2.

Por otro lado, se habla de muchos tratamientos (sulfatos de cloroquina e hidroxicloroquina, azitromicina, antivirales —particularmente Remdesivir—, variantes de cortisona y algunos inhibidores de IL-6). Es importante hacer notar que ninguno de ellos ha sido probado de forma sistemática y, dada la avalancha de complicaciones en población anciana o previamente enferma, se están evaluando solamente en situaciones críticas. No previenen la infección y mucho menos deben usarse sin una indicación clara por un médico especialista en covid-19.

Por ahora lo que debemos emplear son analgésicos y antipiréticos del tipo del paracetamol (Tylenol, Tylex), antitusivos cuando sea necesario y, sobre todo, muchos líquidos, descanso y buena alimentación. Los antiinflamatorios como el ibuprofeno que hace dos semanas se difundió erróneamente que agravan la infección, se pueden usar sin miedo, ya lo confirmaron científicos de todo el mundo y la misma Organización Mundial de la Salud (OMS). Claro, con cuidado, porque lastiman la mucosa gástrica y en personas mayores de 60 años pueden dañar los riñones (lo que se denomina nefropatía intersticial por analgésicos). Todo con medida y siguiendo las indicaciones de sus médicos y sus pediatras ¡por favor!

En cuanto a la prueba, considero que es un derecho legítimo hacerla a título individual, pero nuestro gobierno no puede recomendarla a toda la población en este momento, porque los insumos son limitados en el sector público. Además, muchísima gente se va a infectar con síntomas leves y no por ello requerirá atención médica. Por supuesto, si las autoridades fuesen más claras a este respecto, no se crearía la sensación de que la están prohibiendo.

De modo que quien pueda pagar la prueba en laboratorios privados (alrededor de 4 500 pesos por un PCR específico), está en su derecho de solicitarla. Eso no va a cambiar las medidas de seguridad que debemos adoptar, pero quizá ayude para saber si nos aislamos de los demás al resultar positivos y no infectar gratuitamente a nuestros seres queridos. Debo insistir, la prueba diagnóstica para detectar el covid-19 no es una prueba de tamizaje poblacional, *sirve principalmente para conducir el tratamiento de los casos que se complican.*

Recuerden que ocho de cada diez personas infectadas cursarán con síntomas leves o moderados parecidos a una gripe, pero con tos seca, malestar general, cefalea y dolores musculares. Cerca del restante 15 por ciento tendrá un cuadro más agudo, con fiebre alta, tos persistente, marcada fatiga y quizá requiera hospitalización por unos cuantos días para vigilar su evolución. Por último, entre 3 y 5 por ciento de los que se contagien —especialmente ancianos, enfermos crónicos y personas que tomen medicamentos anticancerosos— pueden desarrollar la complicación más temida: una neumonía rápidamente progresiva que puede ser mortal. Para estos últimos deben reservarse los medicamentos, las pruebas diagnósticas y la disponibilidad de las unidades de terapia intensiva.

Por ello es indispensable que no saturemos los servicios de emergencia con síntomas leves, no hagamos pruebas innecesarias y aislemos desde ya a nuestros familiares y pacientes más vulnerables hasta que pase la oleada más intensa de contagios.

Cuídense y cuiden a los suyos, quédense en casa y no acepten o difundan información que no esté bien fundamentada y comprobada.

Estaré informando a mis pacientes, colegas y amigos periódicamente acerca de los avances y progresos para contender con esta epidemia. Por favor no crean todo lo que se vierte sin fundamento alguno en redes sociales, sean críticos y atiendan los comunicados de la OMS y los Centros para el Control y Prevención de las Enfermedades (CDC) de Atlanta.

Un tiempo recuperado

La ciudad pernocta y calla, sometida por la plaga. Una lluvia súbita lava el cielo y la tierra de madrugada. El chisporroteo en la ventana la despierta y así, amodorrada, se levanta reconociendo su entorno. De camino al baño, escurre el semen como un hilo terso por su muslo y recuerda el orgasmo con una sonrisa traviesa. Se sienta a orinar y se limpia con cuidado, secando su vulva tumefacta si bien rebosante de placer. Se bañará más tarde, sí; hay algo lúdico en este sentirse preñada sin estarlo.

Al frente del estudio, que yace en una inquietante penumbra, el cerezo refulge en flor y proyecta sus tintes de nata sobre el departamento apenas iluminado. Los muebles desprenden ese brillo que reitera la familiaridad, la pequeña biblioteca que han cultivado juntos, la alfombra donde tantas veladas extendieron su erotismo como una embriaguez, hasta inmolarse; algunas fotos que los replican en otros horizontes y un recuerdo para cada viaje, un amuleto. Presa de un vahído, se gira sobre sí misma y atiende los ecos del silencio. Félix aún duerme, incluso ronca plácidamente. Su felino, su hombre callado y romántico, al que ha recuperado gracias a este encierro.

De nuevo la calle está abandonada y no discurren autos ni motocicletas por enésimo día. El único contacto con el exterior ha sido la compra de víveres de tanto en cuanto, sin excesos, lo estrictamente necesario en estos tiempos de austeridad y refugio.

Absorta, se recoge el cabello con ambas manos —un impulso sensual, automático— y se acerca a la ventana. Las hojas y capullos han vuelto a poblar tímidamente las ramas que cruzan a ambos lados. Dos ardillas nerviosas, jugueteando, olfateando, cortan de pronto su plano de visión a escasa distancia. Más abajo, Nuria, la vecina de malos modos, empecinada en barrer a deshoras, se asoma por el portón de enfrente; se acomoda el tapabocas como un bozal e inspecciona con desconfianza la acera vacía.

Montserrat sonríe otra vez: "Hemos rescatado la intimidad —se dice— fueron meses de locura, de no tocarnos, de esperar besos y caricias que nunca llegaban en la vorágine de una existencia volcada en el desenfreno y la necedad. Tan es así, que Félix ha vuelto a hablar con entusiasmo de su carrera, incluso de enrolarse en las filas de Médecins sans frontières; una locura, pero al menos reviste vitalidad. Me asustó otrora su introspección, porque más bien parecía un insondable hueco; una oquedad que sorbió la luz de sus ojos y lo condujo invariablemente a hablar de carencias, de soledades y desamparos. Desistió del afecto y su rostro llegó a resultarme inicuo, manchado de amargura".

Inmersa en su diálogo interno, no advierte la cercanía de su esposo, hasta que este la abraza por la espalda y le planta un beso en el cuello.

—Hola, hermosa, ¿qué haces descifrando el universo?

—Rememoraba ese invierno que visitamos Tallin, ¿te acuerdas? —le miente, para complacerlo.

—Fue un viaje melancólico, Mon. Fue entonces cuando supimos que mi padre había muerto de apoplejía.

—¡Ah! —dice ella, tomada por sorpresa—. En realidad yo pensaba en el mar gris, en ese cielo nublado e inconstante, que nos hizo querernos más, adentrarnos más en nuestro cometido. Yo descubrí mi veta artística caminado por la orilla del Báltico. "Es inevitable: Félix siempre ha tendido a la languidez —piensa, sin provocarlo ni enunciarlo—. Es un rasgo de carácter que me enamoró tanto como me ha desconcertado, pese a estos años de matrimonio. Tal vez podré reubicarlo ahora que estamos el uno para el otro, sin condiciones".

—¿Vas a preparar café? —le inquiere él, rascándose la barba de tres días—. Te lo tenía guardado, pero compré una mezcla arábiga de Kenya el mes pasado que te quiero regalar para una mañana de domingo. *I'm easy, easy like a Sunday morning* —tararea.

—Pero es jueves, tonto. ¿Has perdido el sentido del tiempo?

"Es verdad —reconoce para sí Félix, apartándose de la piel cálida de su mujer—. ¿Qué pasó con el tiempo? Se ha detenido este vendaval que nos arrastraba sin sentido. Me cuesta creerlo todavía. Durante años inventamos necesidades absurdas, requerimientos inmediatos; perdimos la escucha y el habla en ese caudal de egolatría y consumismo".

La casa se tiñe ahora de una luz tenue, como si la frescura bañara todos los rincones. El aroma del café impregna la estancia y Félix decide leer unos versos de Billy Collins que no había recogido en lustros. Incluso las hojas del poemario se han opacado. Bajo la lámpara de pie, lee sin titubeos, con voz deliberada para copar la atención de Montse. Ella se arrellana en el sillón y sorbe el café en silencio, acaso distraída por el rumor de aves que empiezan a saturar las copas de los árboles. En cuanto termine le mostrará el nido que descubrió ayer por la mañana.

¿porqué atenernos al resto del día,/ al lodazal de la tarde,/ la caída súbita del anochecer;/ o a la noche con sus perfumes palpables,/ sus estrellas tan puntiagudas?

Esto es lo mejor/ —arrojar las envolturas de luz,/ los pies sobre el piso frío,/ y merodear por la casa con un espresso—

acaso un chapuzón de agua en la cara,/ un palmo de vitaminas/ —pero ante todo andar rondando por la casa con un espresso…

Lo declama en un inglés un tanto torpe; Félix estudió en escuela de jesuitas, y se ha resistido a aprender otro idioma que no sea el materno, traído de Europa del Este en un pasado recóndito y furioso. Ella prefiere no corregir su dicción. Alguna vez intentó hacerlo; solo le ocasionó vergüenza, así que prefiere no trazar esa senda que puede separarlos.

Suena el teléfono y el hombre, algo enfadado, interrumpe la lectura. Es Ramona, la chica ecuatoriana que hace la limpieza dos veces por semana. Mediante el diálogo entrecortado, se entera de que debutó con un catarro que no cede y teme haberse contagiado. Prefiere no acudir, le dice a su patrona, para cuidarse, para cuidarlos.

"Me encanta este sentido de solidaridad —reflexiona Félix para sus adentros—, acaso es lo único bueno de toda esta catástrofe. Pero es una gran pena que haya costado tantas vidas inocentes, tanto sufrimiento innecesario. Aún así, he constatado ahora cómo la gente cede el paso, se saluda, intercambia miradas; han abjurado del vértigo y tal parece que hemos recobrado un espacio que creíamos imposible".

—Era la Ramoneta —dice Montserrat, con un toque de candor—. Se va a quedar en casa a cuidar a sus padres. Me ayudarás con el aseo, ¿verdad, holgazán?

Félix levanta la vista del libro y la observa, así, irradiando ternura, como si la descubriera a contraluz por vez primera. Ella, impelida por una sensación abrupta, se arranca la bata y se le ofrece desnuda, los pezones erectos y la piel de gallina, húmeda de sed y de deseo. Se atenazan con fuerza y son por unos instantes quienes más se aman en la faz de la Tierra: Adán para Eva en un Edén citadino que carece de lapsos o condiciones.

—Vuelve a tocarme el *Cant dels Ocells*, anda, como antes —le pide ella, aún desnuda y sudorosa.

—¿Cuándo? —pregunta él, fingiendo, para contrariarla.

—Sabes bien que te pido una plegaria, un bálsamo para estas horas marchitas…

Seducido y adoptando un cierto sigilo, con el regusto acre de sexo todavía en la boca, Félix se incorpora y se dirige al rincón donde reposa su chelo. Levanta el instrumento mediante un gesto ritual muy ensayado y se acomoda, también desnudo, a interpretar esa pieza icónica que tanto la conmueve.

Mientras acaricia las cuerdas con soltura, termina de amanecer y el trino de las aves parece recrear la música que llena con una profunda calidez todo el ambiente.

PS. Para mis lectores, a quienes sinceramente agradezco su lealtad, recomiendo el libro de Billy Collins *Sailing Alone Around the Room* (Random House, Nueva York, 2001), que contiene el poema mencionado. Una lectura entrañable para esta cuarentena.

Prefiero no ver, no oír

A la luz de la pandemia de Sars-CoV-2 que asola al mundo, hemos detectado reacciones —muy humanas por cierto— aunque no siempre deseables. Me gustaría hacer una recapitulación al respecto para beneficio de mis lectores, pacientes, amigos y colegas que viven su aislamiento con incertidumbre.

Como sabemos de sobra, la infección que ahora denominamos covid-19 se inició en el mercado Huanan de mariscos y pescados en la ciudad de Wuhan, provincia de Hubei, en China. El primer caso diagnosticado (si bien no se trata del paciente cero) es una mujer de 57 años, la señora Wei, que vendía camarones frescos de forma itinerante en ese concurrido establecimiento. Se calcula que ella sola infectó a 24 personas mientras distribuía su mercancía.

Dado que los síntomas se atribuyeron a influenza (la señora Wei visitó dos centros hospitalarios antes de ser diagnosticada), nadie hizo gran cosa hasta que aparecieron los primeros casos graves, una semana y media después.

Más aún, la experiencia de estos casi cuatro meses nos ha demostrado que la diseminación comunitaria depende de varios factores: *1)* contacto estrecho de personas (la situación de las ciudades afectadas en todo el planeta); *2)* edad de la población (lo que está devastando a Italia y a España, un alto porcentaje de personas en la tercera edad); *3)* comorbilidad, es decir, presencia de enfermedades que debilitan el sistema inmune o la respuesta respiratoria, y *4)* condiciones ambientales que favorecen la replicación del virus (frío, humedad, hacinamiento, contaminación del aire o del agua).

Desde luego, pesa mucho el hecho de que nadie estaba inmunizado contra este nuevo germen infeccioso. Todos somos vírgenes al Sars-CoV-2 y necesitamos tiempo para desarrollar anticuerpos contra él, lo que ocurre mediante una infección leve (similar a la influenza) o mediante un ataque masivo que nos sobrepasa y que puede causar la muerte. Esta eventualidad tan dramática se conoce como "tormenta de citocinas" y se acompaña generalmente de una neumonía rápidamente progresiva, miocarditis y daño a múltiples órganos. Se ha visto que ocurre con mayor frecuencia en personas mayores de setenta años o en quienes tienen condiciones que han mermado su sistema inmune. Particularmente quienes toman agentes anticancerosos que inhiben la respuesta de linfocitos T y B, responsables de producir anticuerpos y crear lo que se llama inmunidad adquirida.

Ahora bien, esos son los hechos y los números de enfermos confirmados (poco más de medio millón —510,108 hasta este último jueves de marzo—) en todo el mundo, así como las pérdidas humanas muestran un panorama muy triste. No es el Apocalipsis, claro está, pero es desalentador que los gobiernos y sociedades civiles no hayan actuado a tiempo para evitar las más de 22 000 muertes registradas hasta el día de hoy.

En medio de toda esta catástrofe, diversas voces, que deberían ser las más prudentes, han causado escándalo, histeria colectiva y compras masivas de productos innecesarios, en detrimento de buena parte de la población. Les enumero algunos ejemplos.

Desastre 1. El primer ministro inglés, Boris Johnson, anunció hace varias semanas que había "decretado" la inmunidad en masa para que sus súbditos se infectaran lo antes posible. Consecuencia: miles de casos graves que, de otra forma, bajo aislamiento, se podrían haber evitado. Hace tres días, rectificó su estupidez.

Desastre 2. Uno de los políticos más abyectos de nuestra era, el presidente Trump, canta a los cuatro vientos que la combinación de azitromicina con hidroxicloroquina es un *game changer* porque cura el covid-19. La información surgió de un ensayo preliminar en Francia que aún no se ha confirmado en gran escala y bajo condiciones de investigación estrictas. Consecuencia: compras de pánico de dos medicamentos en detrimento de quienes realmente los necesitan (pacientes con lupus y artritis), además de varios intoxicados por ingerirlos sin motivo.

Desastre 3. Incredulidad en algunos sectores de la población que suponen que esta epidemia es un complot lanzado por la Agencia Central de Inteligencia (CIA) contra China, o a partir de una cepa viral criada en laboratorios para desestabilizar la economía mundial. Consecuencia: Estos "apóstoles de las conspiraciones" son un peligro para el resto de nosotros, porque no se cuidan y difunden información que no pueden confirmar mediante habladurías. La negación en estas circunstancias es una amenaza para la salud de los que estamos luchando por salvar vidas.

Por último, quiero reiterarles que ocho de cada diez infectados —que hoy por hoy deben ser varios millones de personas, no diagnosticadas— pasarán esta epidemia con pocos síntomas, quizá un catarro fuerte, fiebre por tres o cuatro días, algo de tos y pérdida transitoria del olfato o el gusto, así como mucha fatiga. Tal vez el restante 15 por ciento tendrá que ser evaluado por médicos competentes y hospitalizado por cursar con síntomas respiratorios más delicados y con mayor decaimiento. Pero en su mayoría saldrán de alta recuperados en pocos días. Finalmente, entre 3 y 5 por ciento de los diagnosticados (que son una cifra muchísimo menor de los que realmente se infectan) caerán presa de complicaciones que pueden ameritar cuidados críticos en terapia intensiva y, unos cuantos de estos (hasta ahora calculados en 6.5 por ciento de los casos debidamente diagnosticados) morirán a pesar de todos nuestros esfuerzos.

En México se han hecho las cosas con bastante antelación, pero lo cierto es que no estamos equipados como los países del primer mundo para hacerle frente a una avalancha de pacientes graves. Por eso es indispensable permanecer en casa, evitar contacto con gente enferma y no saturar los hospitales. Gracias a la comunicación digital, podemos preguntar a nuestros doctores de confianza si tal o cual síntoma debe considerarse de cuidado. Además, podemos solicitar consultas virtuales por videoconferencia, para no salir y exponernos.

El cierre de escuelas, oficinas, restaurantes y lugares públicos permitirá hacer más lento y selectivo el contagio, pero no impide que se disemine la infección. Los virus son muy contagiosos y este en particular ha cruzado todas las fronteras. Lo ideal es que vayamos creando resistencia poco a poco, con el menor número posible de decesos.

Así, nuestro sentido humano y nuestra responsabilidad social son las mejores armas. No consumamos medicamentos y remedios caseros a lo tonto, eso no ayuda a nadie. Mantengámonos sanos y separados, bien informados y tranquilos. Cada quien, gobierno, sociedad civil, personal de salud y organizaciones religiosas o comunitarias, debe hacer su trabajo. Para todas y todos, para proteger como nunca antes nuestras vidas.

PD. Los remito a un editorial publicado hace unas horas en el *New England Journal of Medicine* por el director del Instituto Nacional de Alergia y Enfermedades Infecciosas (NIAID) en Bethesda, Maryland y que dirige la respuesta de buena parte del mundo en esta pandemia. Su artículo se intitula "Covid-19: Navigating the Uncharted" y es una lectura actual, bien sopesada y sin paranoia. Véanla en este vínculo: https://www.nejm.org/doi/full/10.1056/NEJMe2002387

Derrumbe

Es un recuerdo vago, pero creo que lo sostenía su mujer cuando cayó fulminado. Sara y yo íbamos detrás, a escasos treinta metros, confiados en llegar al hospital a buena hora y recibir la guardia. Nuestros uniformes de cirugía —ella turquesa, yo negro— nos delataron al instante y empezamos a recibir voces que nos azuzaban a actuar desde ambos lados de la acera.

Me incliné para explorar al enfermo y recibí su última bocanada de aliento mezclada con un tufo de manzana podrida que me reveló su diabetes, claramente sin control. Su esposa, en cuclillas a mi lado, gemía desconsolada, rogándome que lo salvara de una muerte inminente. Después supimos que habían visto a un médico en la farmacia contigua, quien les aseguró que se trataba de una bronquitis pasajera y lo confinó a su casa. En dos días el cuadro respiratorio se tornó en una tormenta y el hombre dejó de respirar. Arrastraba una obvia agonía cuando lo encontramos a las puertas del nosocomio.

Mi compañera corrió a la unidad de emergencias para atraer a un camillero. Más que en un intento de resucitarlo (ambos nos miramos en connivencia cuando expiró), trataba de impedir que el pánico se apoderara de los transeúntes, que ya formaban un círculo de pesadumbre en el entorno. Además, las salas de cuidados críticos estaban saturadas. Teníamos pacientes agonizando en los pasillos y turnábamos los ventiladores como acróbatas, tratando de rescatar a la mayoría de los pacientes graves. Días atrás se había terminado el Tocilizumab y el plasma rico en anticuerpos; todos trabajábamos a deshoras para generar una reserva para los pacientes jóvenes, que al menos carecían de patologías irreversibles.

La jefa de terapia nos conminaba a proceder bajo criterios éticos estrictos, pero era imposible abstenernos como semidioses que decidíamos de un momento a otro a quienes ventilar, por quienes luchar sin descanso y a quienes dejábamos a su suerte, sencillamente sedándolos, anticipando lo inevitable. Las muestras de agotamiento eran patentes en todo el personal; turnos de treinta y seis horas salvajes, con minutos para comer o refrescarse. Más de uno cayó rendido en su escritorio y nos dio un tremendo susto.

Hoy es otro día, también impreciso. Más contenido, salgo a buscar a Karen, mi novia, que trabaja como instrumentista en un hospital público. Como las cirugías electivas están suspendidas, ahora ayuda a los intensivistas a intubar o retirar catéteres de los muertos. Le he pedido que use doble guante —aunque lo sabe—, pero la escasez de insumos no alcanza para tanto. Estamos en lista de espera para hacernos la prueba diagnóstica por PCR, pero tendremos que esperar a que llegue la remesa de China que el gobierno prometió hace dos semanas.

La aguardo fuera de su clínica, observando una escena trágicamente familiar. Enfermos de todas las edades que entran tambaleándose; los menos traídos en ambulancias, la mayoría a pie rodeados de familiares que seguramente estarán tan infectados como ellos. No hay orden, solo desesperación y zozobra por todas partes.

De regreso a nuestro departamento, podemos constatar cómo la gente en situación de calle ha desaparecido de los oscuros callejones que abundan en nuestro barrio.

—¿Han muerto todos? —me pregunta Karen, a sabiendas de la respuesta. Me limito a callar y apretar su mano, no puedo absorber más impotencia.

Hemos decidido, contra todas las instancias, acudir a la casa de retiro donde habita su padre, temerosos de que no podremos verlo más si la espiral de contagios mantiene esta tendencia. Como nosotros, hace varios días que la población dejó de escuchar las conferencias de prensa o los reportes oficiales; la marea nos ha rebasado y vivimos suplicantes, a contrapelo, subsistiendo apenas.

Los supermercados están racionados y las compras se limitan mediante horarios; sea por necesidades básicas (embarazadas y niños primero) o con acuerdo a la edad (los viejos que aún deambulan por ahí han preferido las mañanas). Contrario a lo que nos prometieron al principio, la policía y el ejército mantienen el toque de queda, multando a los que salen sin tapabocas o deambulan a deshoras. Hemos perdido la libertad sin garantías.

Karen y yo, privilegiados dada nuestra condición de trabajadores sanitarios, abusamos un poco para escapar de nuestro encierro. Ella saca la bicicleta cuando se desplaza al hospital y yo camino o corro hasta encontrar a Sara y a Daniel, mis colegas de guardia, tratando de hacer un mínimo de ejercicio para despejarme.

Sobre mi buró yacen los libros relevantes que leo con dificultad cuando logro concentrarme. *La cuarentena* de Jean-Marie Gustave Le Clézio, que conseguí en una barata en París cuando pude viajar hace dos años y *Station Eleven* de Emily Saint John Mandel, que me prestó Augusto a cambio de *La peste* de Camus. No sé bien si se trata de una veta morbosa que me contiene o simplemente quiero poetizar esta catástrofe. Lo cierto es que Karen y yo nos derrumbamos en la cama tan pronto dejamos nuestra ropa de trabajo en la lavadora. Rara vez hacemos el amor, nos consume la fatiga y el hartazgo.

Los robos a domicilio y los asaltos se han multiplicado en el último trimestre. Hasta me resulta comprensible: podrida la esperanza con el tufo de cadáveres y el tinte permanente de desolación que nos acecha. Solo en nuestro edificio han perdido la vida diez personas; siete de ellos mayores de edad que respetábamos y solíamos saludar cada mañana. En especial, Dora María, una anciana que alimentaba a las palomas en el parque San Martín y que no perdía oportunidad para pedirnos si teníamos sobras de pan o palomitas. Karen está segura de que estas últimas eran para su propio consumo, pobrecita. Hace una semana vaciaron su departamento los acreedores; había dejado de pagar la renta varios meses. Me pareció todavía más triste el desenlace.

Aprovechando nuestro descanso obligado, nos damos un baño juntos. Por primera vez en muchos días nos abrazamos y nos masturbamos bajo la ducha. Con languidez más que con pasión: somos dos náufragos agotados que reman contra la corriente imaginaria. Al salir del baño, seco a mi amada como si se tratara de una bebé, volcado en arrumacos y caricias. Le ayudo a frotar la crema humectante por la espalda mientras le beso la nuca y trato de restituirle algo de paz, pero mantiene los hombros tensos y solloza, descubriendo al fin un toque de ternura.

Escogemos nuestra ropa con cuidado, como si no fuésemos a regresar en mucho tiempo. La verdad es que estamos tan desacostumbrados a vestirnos de civil que nos resulta extraña la imagen que refleja nuestro espejo. Ella con vestido de flores, el cabello recogido en una cola, sin pintar, pero siempre rebosante de frescura; y yo con una chaqueta que mantuve escondida en el armario desde el otro invierno. Me sorprende incluso mi barba rala y mi cabello, que ha pintado canas, tal como si emergiera de otra época remota, ya olvidada.

Al salir de casa, la avenida está desierta y parece absurdo que los se-
máforos sigan cambiando de color, en ausencia de coches y paseantes. Ni
siquiera veo rostros en las ventanas de los edificios que flanquean nuestro paso. Es como si la plaga hubiese arrasado con la humanidad mientras
nos bañábamos, ajenos al desastre. El asfalto yace mojado y desprende va-
ho aquí y allá; un toque espectral que se agrega a la ciudad abandonada.

—Cayó un aguacero anoche —comenta Karen entre dientes, un tanto distraída—. Ojalá se haya llevado algo de este sufrimiento colectivo.

—Bastaría con que haya barrido un poco de la peste —le ofrezco,
acongojado, tomándola de la cintura.

Caminamos en silencio, absortos y demacrados. Por fin, en una esquina, sale a nuestro encuentro un hombre encapuchado, blandiendo un puñal y exigiéndonos a fuerza de insultos que le demos nuestros teléfonos
y el bolso de Karen. Advierto de inmediato que está desnutrido y posi-
blemente drogado, por la voz entrecortada y lo titubeante de su marcha.
Así que me arrojo a sus pies y lo derribo. Por fortuna el cuchillo vuela a
cierta distancia cuando cae de espaldas, inerme, como un trapo.

Karen no puede contener un grito de terror y se lanza sobre el hombre para someterlo. En pocos segundos es él la víctima y le arrancamos la
balaclava para desenmascararlo. Cuánto es nuestro asombro al descubrir
al muchacho de intendencia que despidieron apenas hace un mes. Josué,
un joven enclenque de escasos veinte años, convertido en un criminal a
fuerza de carencias.

—¿Qué haces, Josué? ¿No nos reconociste? —le exige con furia mi
compañera.

—Perdonen, les juro que no los lastimaría, doctora —implora—. No
sabía que eran ustedes, no sabía…

Entre los dos, lo ayudamos a incorporarse y lo sentamos contra el
muro del edificio más cercano. Tiene una herida que sangra del occipu-
cio, a todas luces por efecto de la caída. Extraigo mi cubrebocas y ejerzo
presión para cohibir la hemorragia.

—Déjame ayudarte —le digo, sin pensarlo mucho—. Podemos darte
algo de dinero, si prometes dejar de asaltar a la gente. Entiendo que estás en las últimas, pero vas a herir a alguien o te van a matar, muchacho.

Josué arranca a llorar como un niño, ahogándose en berridos, las manos sucias, implorantes, contra el concreto. Ambos lo observamos con lás-
tima, yermos ante su desvarío.

Cuando se calma, Karen le deposita un billete de quinientos en la
mano semiabierta y él se inclina de golpe para besarle los pies, presa de un

impulso exagerado que la hace brincar hacia atrás, realmente espantada.

—Ya, ya —le dice ella, reponiéndose y tomándolo por los hombros—. Vete a casa y, por amor del cielo, si necesitas algo, búscanos; no andes perdiendo la brújula.

El muchacho se incorpora, recoge la daga y nos la ofrece por la empuñadura. Karen la toma resueltamente y la arroja por la alcantarilla, asintiendo y mirando al joven a los ojos para reconvenirlo del todo.

Lo vemos alejarse cabizbajo, visiblemente avergonzado, estrujando el billete como si le restituyera la existencia. No sabemos que pasará unas cuadras más allá o en los días sucesivos. Todo el mundo tiene una historia que contar.

Oleada tras oleada

En el último mes hemos leído y escuchado una serie de noticias de todo género en relación con esta pandemia que nos arrasa. En el ánimo de brindarles información confiable, resumiré algunos puntos.

1   El virus llamado Sars-CoV-2 pertenece a una familia de RNA virus que se conocen desde hace décadas. Es pariente cercano (genéticamente hablando) del Sars de 2002 y el MERS de 2012. Menos mortal que sus antecesores, pero más contagioso y, por ello, aún más peligroso. Penetra las células del cuerpo humano mediante su espícula (la proteína S1) que forma parte de su corona a través de receptor ACE-2 que abunda en nuestros tractos respiratorio y digestivo, y muy particularmente en los pulmones, corazón y riñones. Una vez dentro de las células, se replica utilizando la maquinaria molecular disponible y sale a infectar más y más tejidos aprovechando la membrana de las células que infesta.

2   Lo habitual es que este, como la mayoría de los coronavirus, causen síntomas gripales de leves a moderados (algo que ocurre en ocho de cada diez personas sintomáticas). Pero un número pequeño (ancianos, enfermos crónicos y quienes reciben un carga viral muy alta por falta de defensas) pueden morir. El mecanismo de gravedad ya se conoce. Consiste en una neumonía rápidamente progresiva que suscita una reacción inflamatoria en cadena —conocida como tormenta de citocinas— que a fuerza de reclutar enzimas y mensajeros daña varios tejidos en todo el cuerpo (endotelio, miocardio, nefronas, microglia y alveolos pulmonares, entre otros) causando la muerte del enfermo en 48 o 72 horas. Buena parte de este daño multiorgánico se deriva de un incremento en la cascada de coagulación que causa trombosis y secuestro de tejidos.

3   Las casi 70 000 muertes reportadas hasta hoy, domingo 5 de abril, en todo el mundo, se deben a este escenario patológico. Y, como se ha repetido, se observan hasta en uno de cada ocho adultos mayores infectados, en pacientes inmunosuprimidos y en personas obesas con diabetes o hipertensión.

4   ¿Por qué los niños y los jóvenes parecen estar a salvo de complicarse tan gravemente? Como inmunólogo se me ocurren dos hipótesis: *a)* El sistema inmune joven es más eficiente para canalizar la respuesta inflamatoria hacia la formación de anticuerpos neutralizantes; es decir, no requiere el concurso de una pléyade de leucocitos para crear una señal útil y oportuna contra la infección y por eso no progresa a una "tormenta de citocinas" como la que vemos en los organismos viejos o debilitados. *b)* También es posible que la afinidad del virus por los receptores ACE-2 en niños sea menor; ya sea porque abundan menos en su árbol respiratorio o porque no se fijan con tanta afinidad. Esto no lo sabemos, pero vale la pena investigarlo para buscar alternativas terapéuticas.

5   Lo cierto es que los niños, jóvenes y personas sin síntomas son quienes más propagan la enfermedad. Simplemente porque no saben que están contagiados y se trasladan como si nada a todas partes. Un estudio en China (publicado en *Science online* hace tres semanas) lo demuestra inequívocamente. Si cada contagiado infecta tres personas como mínimo (R=3.0), ¡imaginen la dispersión que tiene este maldito virus!

6   El diagnóstico confiable se hace mediante una prueba que reproduce una secuencia genética del Sars-CoV-2 por reacción de polimerasa en cadena en tiempo real (RT-PCR). Este es un método complejo porque hay que combinar el material genético extraído de sangre de la persona infectada con la del virus en el laboratorio, lo cual requiere experiencia y tiempo. Las pruebas rápidas de anticuerpos son útiles, pero solamente cuando la persona infectada ya ha formado anticuerpos específicos contra el virus, lo que tarda de siete a diez días después del contagio. Como pueden suponer, para entonces la prueba ya no ayuda mucho, sobre todo si el paciente se ha agravado. Precisamente por eso, tienen un buen margen de error si no se hacen durante la ventana clínica apropiada.

7   Los síntomas cardinales son tos irritativa (al paso del virus causando inflamación de las mucosas), fiebre (respuesta de alarma de nuestros glóbulos blancos) y fatiga (efecto de la batalla enérgica contra la

infección). Pero también se ha documentado pérdida del olfato (al parecer por lesión directa a los bulbos olfatorios), dolor de cuerpo (por liberación de mensajeros celulares) y diarrea (tenemos abundantes receptores ACE-2 en el intestino). Generalmente ocurren dos o tres de estos síntomas unos cuatro días antes de que se desencadene la inflamación pulmonar. De modo que todo aquel paciente con factores de riesgo conocidos, y que note distintivamente estos síntomas, debe acudir al hospital a tiempo.

8   No me detendré a explicar los mecanismos de prevención, porque son bien conocidos: lavado frecuente de manos y superficies de contacto, distanciamiento social, encierro en casa y uso de cubrebocas de tipo quirúrgico en lugares públicos. Todos lo sabemos.

9   Como tantos otros colegas en México y el mundo debo aclarar que no existe todavía un tratamiento perfecto y la vacuna está muy lejos de aplicarse, aunque hay una carrera desenfrenada en el Primer Mundo para producirla. Se están usando con cierto éxito varios antivirales (remdesivir, lopinavir/ritonavir, favipiravir y ribavirina) que inhiben la replicación del coronavirus, pero todavía no hay ninguno altamente específico. Además, deben emplearse en la fase temprana de carga viral, es decir, antes de que se cumplan dos semanas desde el contagio. Por otro lado, la hidroxicloroquina (Plaquenil), azitromicina, ivermectina y la cortisona de que tanto se ha hablado, están a prueba en diversos hospitales del mundo para pacientes graves, pero no hay un consenso absoluto de su utilidad. Sin embargo, a falta de mejores opciones, muchos médicos las estamos empleando.

10 Por último, los casos críticos. Este es nuestro gran reto, porque idealmente quisiéramos que nadie llegue a esta etapa, donde muere la mitad de los que contraen una neumonía rápidamente progresiva y desencadenan una tormenta de mensajeros celulares. Para estos enfermos tan graves se están usando bloqueadores de IL-1 e IL-6 (dos de las citocinas que conocemos), plasma rico en anticuerpos de pacientes recuperados, bolos intravenosos de metilprednisolona (una variante de cortisona sintética) y, por supuesto, todas las medidas de oxigenación, vasopresión y estabilización cardiopulmonar necesarias para mantenerlos con vida. Una medida que ha resultado prodigiosa es la anticoagulación con heparina de bajo peso molecular; este procedimiento evita la microtrombosis perialveolar que impide el paso de oxígeno al torrente sanguíneo y puede hacer toda la diferencia en pacientes críticos. Es una lucha a pulso contra la muerte, y estamos

echando mano de los mejores recursos en la historia de la humanidad para ganarla.

Los conmino a confiar y seguir las instrucciones de nuestras autoridades sanitarias; si bien puede ser una infección leve para muchos, es un hecho que mata y mata rápido. Por lo tanto es responsabilidad de todos, ahora más que nunca, cuidarnos y cuidar a los más débiles y a los que menos tienen.

¿A poco?

En Santa Rosa Ameyalco la existencia transcurre sin contratiempos. Es domingo y el tianguis luce vivaz y rebosante de gente en sus estrechos pasillos, persiguiendo las ofertas. Algunos comerciantes portan mascarillas de tela que se descorren para interpelar a sus clientes.

—Marchanta, lleve los mangos bien maduros; le hago precio.

—¿A cómo la naranja? —pregunta otro.

—Pásele, ¿de qué quiere sus quesadillas? —ofrecen desde el puesto de fritangas, entre vapores grasientos—. Aquí hay lugar, junto a esta familia; le hacemos un huequito.

Aurora y su hijo Felipe, de trece años, cargan sus bolsas de mandado, esquivando a los que caminan en sentido contrario. Se detienen frente al puesto de lácteos y prueban la crema, la manteca y el jocoque antes de solicitar medio litro. A sus espaldas, el señor Efrén, que cuida el lavado de autos en la esquina cercana, la toma del brazo para saludarla.

—¿Porqué tan solita, mi estimada Aurora? —le sugiere en tono seductor.

La mujer se ruboriza y se desprende de su mano, insinuando con la mirada que viene acompañada. Desde el extrañamiento de su esposo, que huyó con su comadre hace diez años, no ha aceptado invitaciones, pero Efrén es un hombre trabajador, viudo y bastante bien conservado. Esta es la primera vez que se muestra inoportuno.

—¿Ya conocía usted a m'hijo? —pregunta la mujer, apartándose un poco.

—¡Ah! —corrige él—. ¿Cómo andas, muchacho?

Felipe hace una mueca de disgusto y se gira a ver las películas piratas que cuelgan del puesto contiguo. En voz baja y acercándose para evitar ser oídos, Aurora y el recién llegado entablan una conversación que a todas luces refleja una intimidad creciente. Él la toma de las manos y termina por darle una bolsa con ciruelas como un regalo que augura futuros encuentros.

Embelesada, Aurora se reúne de nuevo con su hijo y continúan su recorrido entre el tumulto. Se percata del disgusto del chico y le ofrece comprarle una quesadilla, a sabiendas de que eso suele apaciguar sus malestares. Poco importa que tenga sobrepeso, así los gandules del barrio no lo invitan a drogarse. Ella prefiere que sea objeto de sus burlas ante el temor de que sea reclutado por los narcomenudistas que gobiernan las calles y negocios vecinales. Está fastidiada de verlos ingerir cerveza y licor todos los fines de semana, mientras ella trabaja "lavando ajeno" para procurar un ingreso magro.

—¿De dónde sacan dinero para mantener el vicio? —inquiere en voz alta, para advertir a Felipe.

Una vez que han hecho la compra semanal y satisfecha la gula de su hijo, Aurora emprende el camino a casa, dado que todas las diversiones están cerradas por culpa del gobierno. Nadie en su entorno cuestiona la cuarentena, pero coinciden que es una exageración de algunos empresarios para controlar la economía, de suyo tan inestable. Su vecina, Juanita, que dizque terminó la secundaria, insiste en que es un complot que salió de China para arrebatarle la hegemonía a Estados Unidos y Europa. "Suena creíble —piensa— porque ¿a poco los chinos se curaron así de rápido y con tan poquitos muertos como dicen? Además, le ha contado que su familia que tiene un changarro allá en Tlaquiltenango sale como si nada todos los días. Ningún habitante sabe de este virus con corona, tampoco de tapabocas, y el pueblo se sigue enfermando de gripa y diarrea como todos los años. Lo que sí es que se está resintiendo la falta de turismo y de mercancía; o sea que la gente que se va a morir de harta hambre, no de un bicho que nadie ve ni tan siquiera conoce."

A paso lento y chupando una paleta helada, reflexiona en este escenario tan disparatado. Bien dijeron algunos políticos que esta es una enfermedad de ricos; aquí en el pueblo no se ha visto nada.

Se detiene a comprar tortillas antes de subir la cuesta. El olor del nixtamal le trae recuerdos de una infancia que pudo haber sido más grata, pero el alcoholismo y la violencia de su padre la estropearon.
Quizá por eso se consiguió un hombre tan desobligado, que la abandonó no bien había destetado a su chamaco. Tras pagar el kilo de tortillas, se reprocha: ¡Bah! ¿Para qué acordarse de esas cosas?

Admite para sus adentros que siempre ha sido una mujer taciturna, que se guarda sus juicios, ante todo para no influir a Felipe, al que ha tratado de sobreproteger toda la vida. Además, luego de un parto complicado, que se resolvió con fórceps, su hijo es algo limitado (medio zonzo, dice su familia; ¡cómo si ella no los oyera!). Tan atrasado que no pudo pasar del tercero de primaria. Pero es su hijo, y así se lo entregó la suerte. Mejor lo puso a trabajar haciendo mandados para la señora Elvira y al menos aporta algunos pesos a la casa.

—¿Cómo carajos se va a encerrar la gente a diario como insisten? ¿Quién va a pagar la luz, el gas y el agua? Aparte de sufragar la tarjeta del Movistar que apenas alcanza, si desde hace varios meses le cortaron el teléfono. —Justo en medio de estos pensamientos, vibra su aparato en la bolsa del delantal. Es Maricruz, su hermana, que no se había comunicado en toda la semana.

—Manita —dice, con voz de alarma—. Mamá está muy enferma. Desde antier tiene fiebre y tose a cada rato. Ora que llegué a su casa dice que no le alcanza el aire y está ardiendo en calentura. No la quiero llevar a la clínica del Seguro porque dicen que ahí nomás se mueren. ¿Qué hago, manita? Estoy muy espantada.

Por una vez en su vida, Aurora se paraliza. Su madre, Eufemia, la más fuerte, la que aguantó toda clase de vejaciones y carencias, la que nunca se detuvo a reprenderlas y golpearlas para "enseñarles que la vida no es nada fácil". Eufemia, la misma que les dio la espalda cuando sus sucesivos novios las toqueteaban... Claro que hoy es una anciana, pero jamás requirió ayuda alguna e incluso rechazó todos los ofrecimientos económicos de sus dos hijas.

—Ni lo pienses, Mari —le dice—. Llévatela como puedas al consultorio allá a la vuelta. No tardo en salir para alcanzarte. Nada más déjame darle tantito de comer al niño.

Los autobuses están atestados de gente. Es domingo y solamente circulan los indispensables.

—Me lleva —piensa Aurora, con fastidio—. Justo ahora que todos salen a pasear o de compras.

Al cabo de veinte minutos, se trepa entre empellones a un ruta que la dejará a dos cuadras de su destino. No hay lugar para sentarse y aprieta su bolso para evitar un robo durante el trayecto. El viaje parece interminable, más aún con el sudor y el tufo que se agolpa en el transporte.

—Qué desatino salir en un día tan caluroso —se repite—. Pero ni modos, todo sea por mi viejita.

Se apea del transporte con dificultad, ayudada por un joven que tose sin cubrirse. La verdad es que nadie usa tapabocas como el que anuncian en la tele. Lo traen suelto como un pañuelo o se cubren la cara a medias, acaso para poder respirar y estornudar a gusto.

Al llegar a la farmacia, le informan que solicitaron ayuda de un taxista para trasladar a su madre al hospital más cercano. El doctor que ordenó su traslado está ocupado con otro paciente, pero dice la encargada que vieron a la anciana en cuestión muy débil y que casi no alcanzaba resuello.

—¿Es pariente suya? —le preguntan, en un tono lastimero.

Desgarrada ante la eventualidad de quedarse huérfana, Aurora saca su monedero y calcula cuánto puede gastar para acudir a la Clínica 75, donde supuestamente se encaminó su familia. Se le ha acabado el crédito del celular y debe decidir en un instante qué es lo prioritario.

En su angustia, opta por tomar un sitio, a expensas de gastar su reserva de la siguiente semana. El chofer maneja con lentitud exasperante e insiste en entablar una conversación trivial pese a los monosílabos de Aurora. Tras un a travesía que le parece una eternidad, paga y se baja en la puerta del nosocomio donde encuentra a su hermana sollozando, rogándole al guardia que la dejen pasar para acompañar a su madre.

Aurora teme lo peor. Se aproxima para abrazar a su hermana que parece de nuevo esa niña a la que ella tenía que socorrer contra todos los embates.

—Tranquila, Maricruz —le dice con voz trémula, ofreciéndole su amparo—. ¿Qué pasó? ¿A dónde la llevaron?

Enjugándose las lágrimas, la joven mujer explica que su madre prácticamente no respiraba cuando llegaron a Urgencias; que unos doctores en batas azules, tapados de pies a cabeza, la subieron a una camilla y se adentraron en el edificio sin darle explicaciones.

—Parece que están tan llenos de enfermos; no hay espacio para nadie, manita. ¿Cómo vamos a saber a dónde la tienen?

Lo que sigue es un calvario. Hora tras hora, las dos mujeres se turnan para preguntar a los custodios acerca del paradero de la enferma, repitiendo su nombre, edad, procedencia y estado crítico. Parece que ninguno las escucha, porque se ven obligadas a repetir la letanía ante cada nueva solicitud. Entretanto, el aullido de ambulancias y el arribo de enfermos en condiciones deplorables no cesa.

Mientras su hermana pregunta a los vigilantes por vigésima vez, Aurora se desploma en la acera y reza. Le pide a Dios que le explique qué está pasando, por qué el mundo parece haber enloquecido y, si su santa mano alcanza para todos, que le perdone a su mamacita todos sus pecados y se la devuelva, como sea, pero que se la devuelva.

Tres meses y la peste no cede

Hemos rebasado dos millones de casos confirmados en el planeta (que debieran multiplicarse estimativamente por un factor de 10 o 15 tan solo en población adulta, según algunos expertos) y más de cien mil defunciones. La mayoría de estas en enfermos crónicos y personas de la tercera edad. Las últimas noticias informan de una alarmante prevalencia en las grandes ciudades del mundo, con especial agresividad en poblaciones marginadas. Por fortuna, la dispersión comunitaria es menor en pueblos y localidades apartadas de los centros urbanos, pero nada garantiza que no lleguen a infectarse en las próximas semanas.

Debo destacar aquí dos hallazgos que revelan cuán innoble es la política cuando contamina la ciencia.

El primero es la verificación de que la hidroxicloroquina (Plaquenil) tan auspiciada por el mentecato de Trump y que con su alharaca causó un desabasto mundial, no sirve para frenar el covid-19 avanzado. Un estudio controlado de 63 pacientes en el Hospital Henry Ford en Detroit mostró hace dos días que mueren más quienes toman este fármaco que quienes reciben tratamiento convencional. Si bien es un estudio pequeño, tal observación, junto con la toxicidad propia del Plaquenil en quienes no lo necesitan, proscriben su uso indiscriminado. Aun así, requerimos ensayos bien calibrados para dictar la última palabra. Entretanto, los estadounidenses le harían un favor al mundo si amordazaran a su presidente.

Lo segundo es la evidencia creciente de que la OMS y el gobierno chino, en criminal contubernio, no alertaron a su debido tiempo de la contagiosidad del Sars-CoV-2 para "no crear alarma"; cuando en realidad eso es precisamente lo que debieron haber hecho.

A estas alturas es difícil culpar a nadie del origen de esta pandemia, pero actuar con sentido solidario es algo que todos hubiésemos agradecido.

Por otro lado, un estudio *in vitro* publicado esta semana en *Clinical Infectious Diseases* por investigadores chinos, revela que el Sars–CoV-2 se replica diez veces más que su predecesor (Sars–CoV de 2002–2003) en neumocitos tipo I y II, así como en macrófagos alveolares, sin despertar una respuesta de interferones comparable. Quizá esta peculiaridad proliferativa explique su infectividad y sirva en el futuro para diseñar estrategias de prevención más eficaces.

En otra nota más halagüeña, los ensayos con Remdesivir (un antiviral producido por Gilead) han resultado prometedores en pacientes graves. Por lo menos es un rayo de esperanza para quienes caen en estado crítico.

En contraste, el empleo de plasma rico en anticuerpos de personas convalecientes se antoja un recurso promisorio, pero habrá que considerar los riesgos de transfusión, además de los costos, la suficiencia y, desde luego, la efectividad de tal transmisión pasiva. No todos los pacientes infectados hacen una respuesta inmune robusta como para proteger a los que reciben su sangre filtrada. La investigación al respecto todavía está en marcha.

Como en otras versiones de infecciones virales, se han descrito casos de meningismo, polineuropatía autoinmune (llamada síndrome de Guillian-Barré) y aparición de anticuerpos antifosfolípidos; estos últimos, como se sabe, pueden ocasionar trombosis y manifestaciones neurológicas. Son hallazgos aislados, pero suficientemente válidos para que la comunidad científica los tenga bien presentes como excepciones a la regla.

Por último quisiera comentar que, sin documentarlo, estamos viendo una "vacunación pasiva en manada" (*herd immunity*), que obviamente es lo que ha lentificado la curva epidémica en China, el Sudeste asiático y ahora en países como España, Francia e Italia.

Es incuestionable que el uso de cubrebocas y el aislamiento social han ayudado a frenar la cuesta ascendente del contagio, pero a su vez, el que la población más fuerte (niños y niñas) funcione como "amortiguador epidemiológico", ha contribuido a disipar la enfermedad covid-19 mediante una inmunización en masa. Dicho de otro modo, a medida que aumentan las personas infectadas que no expresan síntomas, la incidencia de casos graves se va confinando por efecto de la oleada de contagios.

Como en toda pandemia, lamentablemente perderemos a los más débiles, pero consideren que tal comportamiento refleja una ley evolutiva, y sobrevivirán los más sanos y los más jóvenes para bonanza de la humanidad. Eso sin dejar de señalar que la actuación más eficaz y más temprana de muchos gobiernos pudieron haber evitado muchísimas de esas ciento y tantas mil muertes documentadas.

Así las cosas, cuiden a sus viejos, a sus enfermos crónicos (diabéticos, cardiópatas, neumópatas y obesos); aíslen a las mujeres embarazadas y parturientas, y asuman la responsabilidad como especie (que en el siglo XXI quiere decir civilización): es decir, no contagiar, no erigirse en vectores del coronavirus; en suma, no ser parte del problema sino de la solución.

Las calles desiertas

Quienes crecimos en la ciudad —ratas de asfalto solíamos decir— guardamos recuerdos peculiares de la vida de barrio. Hasta que, compelidas por migraciones de carestía, que las obligaron a asumir dimensiones metahumanas (es decir, indignas para transitar y morar), las ciudades latinoamericanas dejaron de ser nuestras. Antes de esa catástrofe de sobrepoblación, combinaban su sabor regional con beneficios culturales, sociales e incluso estéticos. Pensemos en São Paulo, Buenos Aires, Río, Santiago, Lima y, por supuesto, las megalópolis de México.

Aquí nos alcanzaron la masificación y la pobreza, auspiciadas por dirigentes corruptos que saquearon al país y sus riquezas naturales mediante una avaricia sin proporciones. Año tras año, sexenio tras sexenio de desfalco y enriquecimiento ilícito a expensas de una población cada vez más aislada y desesperanzada. Si algo tiene nuestro pueblo, es una capacidad de tolerancia inusitada.

Para quienes aún lo dudan, los movimientos de masas se transformaron hace tres décadas en hordas de narcotraficantes que surgieron de la violencia y la depauperación recurrentes. Ya no más guerrilla urbana o brotes de inspiración leninista en las montañas; la malsana autocracia prohijó esta suerte de revolución popular que creó sus propios líderes, abyectos y asesinos, pero al fin y al cabo surgidos de la miseria y el fracaso. Nadie podría condonar tal escalada de terror y de crimen, pero tenemos que admitir que las mafias son engendradas a partir de la podredumbre de las sociedades industriales y la voracidad desmedida de unos cuantos que reparten gratuidades a cambio de sumisión y lealtad. Sean estos parte del gobierno o del proletariado.

Hoy es pertinente preguntarse cuántos gobernantes se vendieron a cambio de preservar sus privilegios a lo largo de la historia contemporánea de esta patria vilipendiada y sujeta a tantos vaivenes económicos.

La pandemia del covid-19 nos dejará yermos, maltrechos y preguntándonos quién puede guiar este barco horadado a un puerto próximo, aunque no resulte buen puerto del todo. Porque además de quitarnos el trabajo y la libertad, nos han arrebatado el presente y el futuro.

Mis conciudadanos hacen lo posible por subsistir en estas avenidas que ahora muestran un tráfico deseable, aunque sea forzado y presuntamente temporal. La mayoría porta cubrebocas hechizos, descubriendo la nariz o la cara cuando les molestan, amparados por una convicción casi mágica de resguardo ante lo invisible. Algunos se dejan arrojar un chorrito minúsculo de gel en ambas manos al entrar en un comercio y miran con suspicacia en su derredor para adivinar quien tiene aspecto de enfermo amenazante. Cómo es obvio, todos vivimos expuestos y nadie atina a descifrar la tasa de letalidad que sufriremos llegado el verano.

Con cierta desconfianza, escuchamos cada noche las cifras oficiales preguntándonos desde nuestro aislamiento cuántos muertos, cuántos fantasmas de verdad deambulan por este territorio atemorizado. Sabemos que los países asiáticos que frenaron la marejada ("aplanaron la curva", se dice, con petulancia), lo lograron gracias a su disciplina milenaria, a rastrear todos los casos posibles y a respetar la distancia y las restricciones con un sentido colectivista del que carecemos en Latinoamérica. Contrario a lo qué pasa en Japón, Corea del Sur o Singapur, de este lado del mundo prevalece la consigna: "cada quien para su santo". Y eso hoy nos puede matar.

Esta semana he aprendido que los medicamentos siguen siendo solo parcialmente eficaces para curar la infección viral y, si esto se logra en enfermos graves, es merced al esfuerzo constante de médicos y enfermeras en la primera trinchera de batalla. Cada vez reconocemos más contagios en ese heroico personal de salud. Todos los demás vivimos en la inopia y quizá deambulamos repartiendo bichos como sujetos asintomáticos.

Por cierto, un estudio multicéntrico en diversos hospitales de París y Créteil publicado esta semana en línea demuestra que la hidroxicloroquina no sirve para frenar los desenlaces graves. El ensayo clínico fue evaluado en 181 pacientes con covid-19 sin encontrar beneficio alguno (27.4 por ciento con medicamento y 24.1 por ciento sin hidroxicloroquina desarrollaron ARDS y tuvieron que ser intubados, con una mortalidad comparable). Ahí se quedan las fanfarrias. En todo caso el Remdesivir de Gilead parece estar dando los mejores resultados en pruebas clínicas y la bolsa de valores de Nueva York (concretamente el índice Dow Jones) ya respondió con un alza de 700 puntos en la cotización de futuros. A veces pienso que no tenemos remedio como especie.

En relación con el origen de la pandemia, la teoría de una conspiración biológica que suscribe que la cepa mutada de Sars-CoV-2 se gestó en un laboratorio de China o de Estados Unidos para desatar un desequilibrio económico mundial, se ha vuelto a poner en boga en medios públicos. Para aclararlo, quiero referirlos al primer artículo científico (publicado en *The Lancet* el 24 de enero) que consta de 41 pacientes que desarrollaron neumonía por este nuevo coronavirus. Todos estos enfermos críticos fueron estudiados exhaustivamente en su respuesta inmune y cardiopulmonar, a todos se les practicó tomografía computada y se siguieron con parámetros de evolución detallados. Veintisiete de ellos habían tenido contacto directo con el mercado de mariscos Huanan en la ciudad de Wuhan (que tenía una sección de animales salvajes) y fueron recibidos en el transcurso de dos semanas previas a la publicación. Es un antecedente valioso para dejar de lado las especulaciones. Aquí el vínculo para quien guste leerlo en detalle: DOI: https://doi.org/10.1016/S0140-6736(20)30183-5

Por otro lado, dos grandes empresas farmacéuticas (GSK y Sanofi) anunciaron una estrategia conjunta para producir y probar una vacuna contra el Sars-CoV-2 antes del otoño. Evidentemente, se enriquecerán como nunca, pero aceptemos que tal desenlace es un mal necesario ante la pandemia. Un artículo publicado ella revista *Nature* hace una semana revisa los prospectos de una vacuna efectiva con datos alentadores. Les sugiero revisarlo para tener una idea científica respecto de hacia dónde vamos en esta promisoria empresa. Aquí el vínculo: https://www.nature.com/articles/d41573-020-00073-5

Entretanto, los tiranos siguen poniendo énfasis en su poder y, mientras escribo esto, el pérfido Trump amenaza con recortar su aportación a la OMS por "criticar su manejo de la epidemia", excusándose en que el organismo internacional encubrió a China. Más imbecilidad narcisista es difícil de concebir.

En otras notas más pertinentes, mi hijo (que es un geriatra dedicado en cuerpo y alma a sus pacientes) me hace llegar esta valiosa información, que les comparto:

- los signos típicos de enfermedad por este Sars-CoV-2 tales como fiebre, tos y disnea (falta de aire) pueden estar ausentes en los adultos mayores a pesar de estar cursando con una infección respiratoria;
- solo de 20 a 30 por ciento de los paciente geriátricos debutan con fiebre;

- los síntomas de covid-19 en los ancianos incluyen delirio, caídas, debilidad generalizada, malestar general, declive funcional, anorexia, conjuntivitis, síntomas abdominales y pérdida del olfato. Es importante tenerlos muy en cuenta.
- el aumento de la frecuencia cardiaca (más de 90 latidos por minuto) o respiratoria (más de 25 respiraciones por minuto) o una caída de la presión arterial pueden ser signos de presentación de covid-19 en personas de la tercera edad; los adultos mayores pueden mostrar signos leves de infección y complicarse paulatinamente en el lapso de una semana.
- en ellos, la febrícula (>37.5 C), la fatiga o la tos que no cesa, deben considerarse signos de alarma importantes, debido a su fragilidad. Hasta aquí las consideraciones clínicas para cuidar a nuestros viejos queridos. Debo admitir que mis padres, a quienes recuerdo con devoción en la brega cotidiana, podrían haber muerto en esta pandemia, como el escritor chileno Luis Sepúlveda o el célebre jazzista Lee Konitz, su contemporáneo.

En estricta observancia, me planto la mascarilla quirúrgica, sacudo unos pants que adjunto a mi sudadera deportiva para salir a trotar a la ciclopista. En el trayecto recuerdo esa mañana hace varios lustros, al despuntar el alba, cuando recorrí las calles solitarias de Florencia. Era temprano en primavera y una neblina espesa se alzaba desde el río al cruzar el Ponte Vecchio, tendido para mí, sencillamente. Meditaba en torno a Dante Alighieri —lo confieso sin modestia— presto a ascender rumbo al Oltrarno y avistar la ciudad desde lo alto. A mi paso encontré dos perros y un borrachín que no se distrajeron para verme. Ahí arriba, en el Piazzale Michelangelo, ante la actitud desafiante del David y esperando que la luz matinal bañara el Duomo, pensé: la ciudad es mía, acaso por una hora; sus habitantes dormidos y los turistas ausentes. Uno quisiera apropiarse de su ciudad así: como un privilegio, no como una imposición. Pero la vida sigue y sabremos recobrar nuestro sitio, espero que entonces será con más mesura y con mayor respeto por los otros.

Aisiyú*

Aún no amanece y Roberto se desploma agotado. Se arranca el doble guante y con la mano libre se talla el entrecejo para ahuyentar el sueño. Lejos del parpadeo de los monitores da un trago amargo a su café frío y se dispone a revisar las indicaciones para entregar la guardia.

Veintisiete pacientes con requerimientos cambiantes de ventilación y con distintos vasopresores no son poca cosa, aunque la fuerza de la costumbre ayude. Sus once enfermeras y cuatro residentes dejaron de hablar hace varias horas; ya no les queda energía para intercambiar impresiones.

Sonia, la más experimentada, simplemente revisa que los parámetros de PPI y volumen no se alteren con arbitrio. Hace dos noches perdieron a tres enfermos jóvenes porque alguien ajustó los ventiladores a criterios teóricos de normalidad. Con esta infección todo es nuevo, y las resistencias periféricas, así como las presiones en cuña suelen ser muy variables, sobre todo en viejos.

Afuera, Elena y Mauro, enfermeros de turno, se han desprovisto de sus caretas y sus N95 para mitigar la cefalea tras cuatro horas y media de uso continuo, sin poderse refrescar o respirar a gusto. —Es un suplicio —dice ella al salir, consciente de que nadie la escucha y de que tendrá que uniformarse de nuevo en cuanto la requieran.

Como buen jefe, Roberto les brinda espacio para la catarsis y se encamina a su vez al cuarto de médicos para lavarse el sudor y comer un bocado. A medianoche reprendió a puerta cerrada a dos auxiliares novatos que tuvieron un ataque de pánico y por momentos elevaron la tensión que suele mantener a pulso entre su equipo. La marea histérica lo entretuvo más de quince preciados minutos. Es la última vez que acepta advenedizos en su guardia; la gravedad de la situación no está para improvisaciones.

* Onomatopeya de las siglas de *Intensive Care Unit* (ICU).

No bien ha dado un mordisco a su insípido emparedado, lo aborda de golpe Daniela, la residente de mayor jerarquía, advirtiéndole que "UTI 22" ha caído en paro. La rutina del código azul se pone en marcha. Atropina, desfibrilador en secuencia, presión de oxígeno a tope y bicarbonato para neutralizar la acidosis. Nada funciona. Tras doce dilatados minutos, el equipo de rescate se da por vencido. Se retiran catéteres, sonda de Foley, férulas, aspirador y cánula endotraqueal en un ritual bien conocido, y se constatan los datos del cadáver para informar a los familiares en cuanto amanezca. Nadie expresa emoción o fastidio; es una muerte más, una escaramuza perdida en esta guerra interminable.

A ambos lados del cubículo donde se limpia el cadáver y en todo el recinto, abundan los criterios de mal pronóstico: edad, diabetes, insuficiencia renal, EPOC. Ninguno de los hospitalizados ha mejorado en la última semana, pese a emplear esteroides a destajo y agotar dosis repetidas de Tocilizumab. El asunto del plasma convaleciente, aunque adoptado con reticencia por los intensivistas, ha estabilizado a cuatro casos y habrá que reconocer que como medida heroica es bastante inocua. El equipo está sometido a un estrés insólito, nada que recuerden se le compara. En los pocos momentos de solaz que se permiten, las conversaciones *sotto voce* son bastante predecibles.

—¿Pudiste hacer la compra esa tarde? Me aseguran que se agotó la leche y que van a racionar la gasolina.

—¿Y tus hijos? ¿Siguen en casa de tu suegra, no es cierto?

—Es que mi esposo hace guardias en urgencias; tú sabes cómo se ha puesto eso. Nuestros turnos no coinciden…

—¿Qué vas a hacer cuando esto termine? Si termina…

A veces Luisa, otra enfermera, se queda quieta sin motivo, como si intentara descifrar sonidos a lo lejos o quisiera recapitular una voz interna que la conmina a no claudicar, a vencer lo invencible, a entender lo inefable. Quienes pasan a su lado evitan sacarla de ese sonambulismo súbito; sus compañeras temen que pueda romperse, caer en pedazos, como las existencias efímeras que les toca atender celosamente y que ven evaporarse a pesar de sus cuidados. La mayoría trabaja sin descanso, absortas, ajustando monitores, lavando y cambiando a los enfermos, aplicando medicamentos y anotando con precisión cada cambio. Las menos rezan o se persignan en privado, temerosas de que su devoción se interprete como un rechazo al demonio que acarrean los infectados.

Se vive al día, como una familia enclaustrada que subsiste a base de cumplir con labores comunes bajo la única consigna de recuperar vidas.

Una familia enajenada que se reconoce por los nombres de pila trazados con grandes letras sobre el frente de sus perennes batas desechables.
Una armada en funciones que admite a sus trincheras una y otra vez esos
cuerpos frágiles, personajes anónimos que han agotado sus recursos vitales y dependen como objetos de las máquinas y de los insumos farmacológicos.

Todos a una, envueltos en sus trajes de alta seguridad, portando caretas o googles y comunicándose a través de los filtros que los alejan de esta
nube mortífera, presente a toda hora y en cada rincón.

Ajena al sufrimiento, del que está ya saturada, la responsable del turno
hace un recuento de los frascos de aminas, epinefrina y electrolitos disponibles, antes de desprenderse de su bata y guantes, para llamar al almacén
y solicitar reposiciones urgentes.

Como un ejército de zombies, a medida que se acerca el reloj a las
siete, se desplazan y terminan las diligencias para cada uno de sus enfermos críticos. Calibrar aparatos, revisar goteos, cerciorarse de que las bolsas
de recolección están cuantificadas y que las notas en cada carpeta reflejen
cada ajuste y progreso, para bien o para mal.

En breve todos comparecerán, ojerosos y exhaustos, en torno a la
mesa (ahora agrandada como medida de protección) que escuchará el
reporte cotidiano y los incidentes que deban priorizarse. En el plazo de
una semana han perdido a siete camaradas que se infectaron y fueron re-
mitidos a sus domicilios. Suena lógico en principio, pero ¿quién evitará
que se contagien sus familias? Por si fuera poco, pesa en la atmósfera esa
incertidumbre, condensando el clima de zozobra.

Margot, la residente más joven, tiene a su cargo el dictamen de la
guardia. Lo hace con voz tenue, al punto que tiene que repetirse varias
veces porque no la escuchan en las cabeceras. No es un informe detallado, eso lo hará cada enfermera respecto de sus tres pacientes; más bien es
una panorámica de los cinco decesos y la condición de los recién llegados a la unidad.

El médico a cargo del turno matutino viene seguido de su séquito
habitual. Es un hombre cejijunto que se tuvo que rasurar la barba a disgusto. Sin más protocolo, interrumpe de tanto en cuanto para obtener
precisiones. Se sabe que gusta de culpar a quienes cometen errores técnicos, una forma insidiosa de educar a los más jóvenes. Cuando habla, todos se giran al unísono, menos Regina, una residente de tercer año, que
no oculta su desprecio por el autoritarismo. Lleva varios aretes en ambos pabellones auriculares, la cabeza rasurada y teñida en contraste con

la apariencia de sus compañeros. En ese tenor, ha demostrado su rebeldía en muchas ocasiones. Pero es sin duda la más competente y, tras perder a dos familiares en esta epidemia, es preferible dejarla sola que lidiar con su temperamento. Es parte de la solidaridad que nos debemos, suelen confesar sus pares, para disculparla un poco y reconocerla aún más.

El breviario dura escasamente tres cuartos de hora, mientras las enfermeras entregan a sus respectivos pacientes críticos. Parece que durante ese lapso el tiempo se detiene y solamente dos alarmas se disparan que son motivo de corrección inmediata. En terapia intermedia esperan seis pacientes más con neumonía que pueden requerir intubación en cualquier momento. De modo que Roberto sabe, al despedirse, que la siguiente batalla apenas ha empezado.

Poco a poco, el equipo nocturno es sustituido por un nuevo batallón, acaso más fresco, pero análogo en tesitura. Nadie se queja, se sumergen en su trabajo constante bajo las mismas exigencias, y se comunican lo mínimo indispensable para continuar procurando a los que por azar o por fortuna remontarán el día.

PD. Treinta y seis horas después de redactar esta nota, se supo que Luisa Valenti, enfermera especialista y madre soltera, intentó suicidarse con una sobredosis de opiáceos. Afortunadamente su hija Elisabetta de once años estaba en casa de unos amigos. La salvó de manera providencial una vecina que fue a pedirle aceite y, al ver que no contestaba, se alarmó y solicitó ayuda al conserje. La encontraron al pie de su cama, inconsciente, babeando, sucia de vómito, con las pupilas mióticas y sin respuesta; pero aún con un hálito de vida.

Para este encierro

We can beat them
Forever and ever
We can be heroes
Just for one day
D. Bowie / B. Eno (1977)

Se encienden los primeros focos a lo lejos bajo un cielo turbio. Los eucaliptos y laureles que flanquean mi ventana oscilan con el viento vespertino. Súbitamente cae una granizada que arrastra hojas e incertidumbre con la misma fuerza ciclónica. Oigo voces anónimas en mi derredor y me pregunto cuándo saldremos a poblar las calles nuevamente, como anunciaba el cantautor en tiempos de alguna dictadura.

Termina otra semana incierta ante la amenaza de este coronavirus que hemos aprendido a temer por lo inefable. El brutal y cotidiano Sars-CoV-2 cuya enfermedad respiratoria hilvanada de todo género de complicaciones salió de China para asolar al mundo. Habrá que preguntarse, cómo lo hicieron nuestros antepasados frente a la peste bubónica durante el medievo o tras la influenza de 1918, si es probable que la humanidad sea la misma después de esta catástrofe.

Así, desde mi encierro intermitente, como personal de salud añoso, les relato algunos sucesos en torno al covid-19 al término de la semana 19 de esta pandemia (recuerden que los primeros casos se documentaron a mediados de diciembre en la provincia de Hubei). Aquí vamos:

Hace unos días rebasamos dos millones y medio de casos documentados en todo el planeta, con casi 200 000 muertes. Cifras descomunales para tiempos de paz y de encierro.

A pesar de toda la alharaca, no hay visos de una vacuna antes del otoño y, en tal caso, sería un prototipo que habría que probar en población abierta, antes de su comercialización en extenso. Lo que puedo anticipar es que, siendo optimistas, tendremos una primera versión para el invierno. El panorama no es seguro, porque se han documentado (en un estudio emergido de la Academia de Ciencias de China esta semana) más de treinta mutaciones (sí, leyó usted bien), treinta mutaciones del Sars CoV-2, que a pesar de tener una geneología similar con su antecesor de 2002-

2003 parece que se adapta mejor a la transmisión entre humanos, gestando variantes agresivas que se diseminan rápidamente en el cuerpo ante una respuesta inmune endeble.

Otro estudio interesante, que se publicó de forma preliminar por un grupo de investigadores del Albert Einstein College of Medicine de Nueva York sugiere que la razón por la que este agente ataca con más tenacidad a los hombres es porque tenemos una buena cantidad de receptores ACE-2 (mediante los cuales se fijan las espículas de la corona del virus en cuestión) justamente en los testículos. Este hallazgo peculiar no nos permite explicar aún por qué los niños varones siguen siendo indemnes, pero aporta la idea de que los órganos genitales masculinos pueden ser un reservorio adicional de la carga viral para esta infección tan inquietante. Más aún, refuerzan el concepto fisiopatológico de que tales receptores de enzima convertasa de angiotensina (ACE-2) y la propia enzima que permite el acceso del virus a las células que infecta (TMPRSS2) son un candidato potencial para buscar mecanismos inhibitorios e impedir la entrada de este germen al organismo.

En cuanto a los tratamientos, los antivirales inespecíficos siguen a la cabeza, pero es la destreza de nuestros colegas intensivistas lo que realmente está rescatando enfermos. Un nuevo estudio con 368 veteranos de guerra contagiados de Sars-CoV-2 demostró nuevamente que el tratamiento tan preconizado por la mafia de Trump (hidroxicloroquina más azitromicina) no ofrece ninguna ventaja para evitar la gravedad del síndrome covid-19; números similares de enfermos con o sin esos fármacos progresan a ventilación mecánica asistida y, lo que más decepciona, es que dicho tratamiento parece asociarse a mayor mortalidad. De modo que en la fase temprana del agravamiento de covid-19 lo más indicado son los antivirales; pero es pertinente señalar que el célebre remdesivir acaba de recibir un golpe bajo en un estudio comparativo de 237 pacientes críticos donde no mostró beneficio. Otras drogas similares (galidesivir y lopinavir/ritonavir) siguen a prueba, con eficacia por verse.

El consenso actual es que una vez que se desata la tormenta de citocinas, administrar oportunamente Tocilizumab (Ro-Actem-RA), Anakinra (Kineret) o esteroides a dosis altas, puede salvar una vida que se creía perdida. Aunque las recomendaciones del panel de expertos del Instituto Nacional de Salud estadounidense emitidas el miércoles 22 de abril no son tan optimistas.

El primer reporte clínico de esta enfermedad viral en niños se publicó esta semana en el *New England Journal of Medicine*. Emanado del hospital infantil de Wuhan, origen de la pandemia, es un reporte de 1391 niños (edad promedio 6.7 años) que habían estado en contacto con adultos contagiados. Se documentaron 171 (12.3%) casos positivos a Sars-CoV-2, veintisiete de ellos sin mostrar signo alguno de infección. Solo doce pequeños desarrollaron neumonitis, tres tuvieron que ser intubados y uno murió por falla orgánica múltiple. En todos estos tres pacientes que se complicaron existía una patología agravante de fondo. El estudio confirma que la enfermedad covid-19 suele ser leve en niños previamente sanos y que puede cursar asintomática en uno de cada seis menores infectados.

Numerosos pacientes y amigos me han preguntado si el covid-19 es una enfermedad trombótica, una coagulopatía. Mi respuesta ha sido invariablemente que esta es una complicación dramática de diversas infecciones descontroladas. A ese respecto, recibí un artículo de revisión en prensa para el *Journal of the American College of Cardiology* fechado en abril 15, que congrega a una enorme cantidad de médicos de Estados Unidos, Europa y China.

El consenso es que esta infección viral, además de producir una neumonía muy agresiva, conlleva el potencial de activar la cascada de coagulación, dañar el endotelio vascular y precipitar las plaquetas. Todo esto hace que, en efecto, muchos pacientes (se calcula que hasta 20 o 30%) de quienes se complican con una tormenta de citocinas, pueden formar coágulos que impactan la función de muchos órganos. La detección temprana de marcadores de coagulación (dímero-D, troponina, fibrinógeno y CPK-MB) permiten anticipar esta desgracia. Los autores concluyen que se requieren ensayos bien controlados para dirimir cuál es la mejor estrategia terapéutica en estos enfermos críticos.

En algunos centros hospitalarios de Nueva York hasta un tercio de los pacientes graves desarrollan insuficiencia renal aguda —una falla orgánica común a diversas infecciones—. De modo que no solo hacen falta ventiladores sino también aparatos de hemodiálisis. Menudo problema para un país infradotado como el nuestro.

Los cálculos están en contra de nuestras expectativas más positivas. Si efectivamente el comportamiento de la infección por Sars-CoV-2 replica los escenarios reportados en Europa y nuestro vecino del norte, se avecina en México una situación muy lamentable.

A este respecto es importante compartirles un video producido en el Hospital Vall d'Hebron de Barcelona que muestra cuáles son los mecanismos inmunopatológicos mediante los que el coronavirus se adentra en los pulmones y disemina su daño a órganos endebles. Más aún, esta información da cuenta de que el tratamiento debe conceptuarse en dos etapas sucesivas. Una primera, donde los antivirales y otros fármacos inhibidores de la replicación viral podrían tener efecto terapéutico; y una segunda fase, más agudizada y tormentosa, donde lo que sirve es la modulación antinflamatoria, la tenacidad y la suerte. Aquí les ofrezco el vínculo: https://youtu.be/KpQ0zHZ8yn0

Con cierta audacia, las autoridades responsables de la epidemia en México han decidido decretar la fase 3 de contingencia sanitaria antes de ver una escalada de casos a granel. Me parece prudente que se restrinja todavía más la movilidad, pero en un país tan desigual como el nuestro, me inquieta seriamente que la pobreza se agudice, que la mortalidad sea brutal en zonas marginadas y que el rescate de la economía genere más miseria y más violencia, como un fenómeno reactivo.

La brecha entre quienes tienen ahorros, techo y seguridad en contraste con la inmensa mayoría que vive de su esfuerzo diario y apenas alcanza a alimentar magramente a los suyos se va a agudizar, no les quepa duda. Ningún gobierno, religión o solidaridad puede saldar esa profunda diferencia. Sobran ejemplos en la historia para documentar que cuando el pueblo sufre, y sufre de verdad, las élites del poder se resquebrajan. Así que habrá que ayudar ahora, de inmediato y con conciencia social, o poner las barbas a remojar.

No quiero cansarlos, queridos lectores, estamos saturados de esta pandemia, sus números y sus decesos. Todos queremos escuchar y ver lecciones o sucesos más edificantes. Les recomiendo aquí varias alternativas, para diferentes gustos.

1   Los conciertos de Jordi Savall en youtube, en especial la puesta en escena de Lachrimae Caravaggio que es una serie de piezas orquestales de profunda belleza y emotividad.

2   El live stream de Pink Floyd gratuito en este link: the First Live Performance of Dark Side of the Moon in Full http://www.openculture.com/2020/04/pink-floyd-begin-streaming-free-classic-concert-films.html

3   El último libro de Julian Barnes *The Man in the Red Coat* publicado por Alfred Knopf en febrero de este año aciago y que demuestra con creces porqué es un autor monumental. Antes de este publicó *The Only Story* (2018), ya traducido al español y muy recomendable.

4   La hermosa novela de Saramago *Ensayo sobre la ceguera* que, junto con

Un espejo distante de Barbara Tuchman, son tan pertinentes en este tiempo como Camus o Cormac McCarthy.

5   Las películas de Almodóvar, siempre refrescantes, siempre llenas de calor humano.

6   Las series de televisión escandinavas, en especial *Kaarpi* y *Los asesinatos de Valhalla* (ambas en Netflix), que indican porqué los escritores de esas latitudes son los genios contemporáneos de la novela negra.

7   Y, sobre todo, las jacarandas en flor, que están por apagarse y que hacen de esta ciudad, contra todo su caos, un raro paraíso cada primavera.

El odio es una plaga que se expande

Asomado hacia la única ventana de su cuartucho, Enrique observa la calle bajo el chisporroteo de otra lluvia sucia. De su mano cuelga una cerveza a medio consumir. Viste con andrajos y la camiseta manchada de grasa denota su descuido. El talante, de suyo explosivo, se ha agriado tras cinco semanas de encierro y falta de trabajo. La vulcanizadora donde ayuda cerró en cuanto se estableció esa despreciable "sana distancia" que lo único que ha traído es hambre y desazón. Su mujer, Belinda, trata de serenar a los chicos con caricaturas desde su teléfono celular, pero está a punto de acabarse el crédito y no hay distracción o creatividad que alcance para tanto aburrimiento.

La comadre le trajo arroz y dos pechugas que ha estado racionando, y se ha cansado de pedirle a Enrique que se contrate en algo, cualquier oficio, que aporte un poco de dinero, porque así no podrán sobrevivir. Para colmo, los niños muestran rasgos de fatiga y hartazgo, como si todos en la casa se estuviesen deprimiendo. Se acerca el fin de mes y, por supuesto, no queda un centavo para pagar la renta.

Al fondo de la calle mal asfaltada, Enrique avista a la enfermera. Da un sorbo largo a su cerveza y escupe el contenido hacia la acera. Ha tomado una decisión: nadie va a contaminar su barrio.

Esa noche duerme inquieto, tras haber "usado" a su mujer pese a los berridos del más pequeño, aterrorizado por los truenos y sin dormir en la habitación contigua. Aun satisfecho sexualmente, el hombre no puede descansar, lo asedia el resentimiento que acumula ante la falta de empleo, de televisión (que empeñaron hace un mes), de agua limpia o de alcohol "del bueno".

—Pura pinche cerveza que me fía el vecino a precio de oro —medita con encono—. Ni siquiera para apendejarse tantito y olvidar esta desgracia.

En medio de esas cavilaciones, se filtra la primera luz por el techo de asbesto acanalado. El gañán se despereza, se unta como puede el cabello mal cortado y se pone una camisa limpia para visitar a sus camaradas de la infancia. Urdir un plan para vengarse del gobierno, de su pobreza y de los que envenenan su entorno, se ha convertido en la misión inmediata.

Camina con determinación, escupiendo de tanto en cuanto, como un perro que marca su territorio a cada paso. Cuando llega al taller, descifra el tufo a mezcal y gasolina que lo caracterizan. Golpea a puños el portón de lámina, hasta que este se estremece. Le abre, aún beodo, su compinche Marcial, que funge de velador, aunque nadie se va a robar los trastos viejos que abundan en esa pocilga.

—¿Quiubo, cabrón? —le dice con sorna al reconocerlo—. ¿Qué milagro?

—Vengo a pedirles ayuda, güey. Hazte a un lado.

Con un empellón, se adentra en el taller y abre la covacha del encargado, que aún ronca sobre dos tablones.

—Don Chuy, don Chuy —le susurra para despertarlo.

El hombre gordo, desgreñado e impregnado de pintura, se levanta de un salto y embiste al intruso como un toro. Ambos caen entre latas de aceite y trapos viejos, bufando y alternando insultos.

—¡¿Qué chingaos te pasa, Quique?! —exclama entre gruñidos—. ¡Otra d'esas y te mato, pendejo!

—Perdóneme, patrón. No lo quise asustar.

—Pues eso mero hiciste, güey. ¿Qué traes?

—Nada, don Chuy, vengo a proponerle un negocio —dice él, limpiándose la ropa recién empolvada.

—¿Tú, negocio? —se ríe el bruto, quien se ha repuesto y se acerca una torta a medio comer—. Ora sí que sigo soñando.

Asumiendo un aire de conspirador, Enrique le relata su plan para secuestrar a dos trabajadores de la salud y pedir rescate. Sabe donde queda la clínica y está enterado de que el sindicato se ha apropiado de los insumos que trajo el gobierno desde China, por delación de una amiga de su esposa.

—Matamos dos pájaros de un tiro, jefe. ¿Cómo ve? —pregunta, dándole un codazo.

—¿Tú y cuántos más, pinche naco? ¿A poco crees que te van a dejar pasar como si fueras a un baile?

—Acá no hay guardia nacional, don Chuy. Ya me di la vuelta. Solo cuida un chamaco que ni arma carga.

Su interlocutor se queda rumiando la trama un par de minutos antes de aprobarla. Les dará una pistola a cada uno de sus mecánicos y dejará que Enrique lidere el asalto. Pone a su disposición un galpón al otro extremo del barrio, donde guardan carcasas y motores oxidados, a fin de encerrar a las víctimas mientras se cobra el rescate.

—Pero si algo sale mal, vas solo; ¿me entendiste, cabrón? Yo no te conozco.

—Sí, patrón, confíe en mí.

Sin ocultar una mueca de disgusto y repulsa a la vez, Jesús Balderrama, antiguo policía y capataz, despide al flamante malandro en ciernes. Algo le dice que no puede confiar en un hombre tan inmaduro —el valedor de Enrique Sánchez— al que ha visto fracasar ante cualquier encargo. Este se aleja como si le hubiesen aprobado la proeza de su vida, orondo, listo para reclutar a sus secuaces.

Dos callejones más abajo, la tertulia se aderaza de ron barato y humo de tabaco durante buena parte del día. Los cómplices, imbuidos de entusiasmo, celebran el golpe con anticipación rodeados de un estruendo de música y risotadas. Han invitado a tres amigas, que trabajan como prostitutas en tiempos más boyantes y ahora alternan como "teiboleras" en bares de mala muerte para subsistir. Los años han cobrado su cuota, pero todavía saben amenizar una fiesta. ¡Qué caray!

Beben hasta caer abatidos, cantan, se abrazan y alguno que otro vomita en el traspatio. Al filo de la noche, Rubén, un ayudante de mecánico, se torna violento contra Vicky para someterla; esta se incorpora de golpe, lo patea en los testículos y sale huyendo con sus compañeras. Los otros se quedan atónitos ante la escena y cargan contra el derribado.

—¿Qué haces, imbécil? Ya nos quedamos sin carne —lo increpa José, trastabillando en su borrachera—. ¡Me vas a pagar cada pinche peso!

Enrique lo detiene antes de que se lance sobre el muchacho, quien se mantiene en cuclillas para recobrar el aliento.

—Déjalo, hombre, luego vamos a tener harto dinero para conseguir unas güilas bien buenas —pero al proferirlo, empuja con el pie a Rubén, que cae de costado, quejándose entre bramidos.

—Y vas a reponer hasta la última chela, marica. ¡Pa' que te enseñes! —le grita, envalentonado.

—Se acabó la pachanga —interviene Moisés, quien se dirige a orinar al fondo.

Enrique toma una 22 y se encamina hacia su casa a disgusto.

—Con estos pelados a ver si no me sale el tiro por la culata, carajo.

No sirven pa' nada —piensa, mientras esconde el arma y masca un chicle para disfrazar el aliento.

Al ascender la cuesta se encuentra a unos veinte metros con la enfermera Rocío M., a quien reconoce de inmediato. La joven va de prisa rumbo a la parada del autobús para cubrir el turno vespertino de una compañera que cayó infectada. En un alarde de machismo, Enrique se interpone a su paso.

—¿Qué pedo, señorita? ¿A quién andas contagiando con tu jodido uniforme lleno de virus?

La chica trata de huir cruzando la calle, pero Enrique la alcanza y de un manotazo la arroja contra el muro cercano. Ella se golpea la cabeza y deja caer su bolso, rompiendo en llanto. De rodillas ante su agresor, implora:

—Por favor, señor, yo no lo conozco. No me lastime…

—Malditos matasanos, nomás andan sembrando enfermedades. Vas a ver lo que's bueno.

Tras la amenaza, el alcohólico arremete a puntapiés contra la muchacha, que se cubre la cara y la cabeza para evitar el embate. Pasados ciertos segundos, una voz lejana grita al bravucón que se detenga mientras se aproxima una pareja para contenerlo. Enrique suspende el ataque, recoge la bolsa del suelo y huye entre sombras para perderse en la siguiente esquina. La enfermera queda tendida, apaleada y con sangre en la boca, pidiendo ayuda mediante un murmullo inaudible.

Tres o cuatro transeúntes arriban enseguida a la escena de la agresión, ayudan a la enfermera —quien yace sucia y magullada— a levantarse y voltean a ambos lados de la calle para cerciorarse de que el truhán no esté de vuelta. Las ventanas de las casas más próximas se encienden y algún curioso se asoma tímidamente para captar la escena. Rocío se limita a llorar amargamente, preguntándose qué motivó este asalto iracundo en su propio vecindario.

El hampón llega a su casa sin aliento, se desviste, esconde a medias lo robado y se deja caer en un sillón. En un instante está roncando.

Belinda, amodorrada, va a cubrirlo con una manta cuando advierte la pistola mal guardada y el bolso de mujer en un rincón. Al abrirlo, encuentra los documentos de la enfermera y nota que el exterior está ensangrentado. Se lleva las manos a la boca para suprimir un alarido. Siempre supuso que Enrique andaba en malos pasos, pero agredir a una mujer, a una joven que está salvando vidas, ¡eso nunca! Todo su afecto por este hombre caído en desgracia, gruñón y desobligado, se derruye hecho añicos en esa habitación en penumbra. Tiene que abandonarlo cuanto antes, salvarse, rescatar a sus hijos…

Apenas amanece, junta de prisa la ropa y los enseres más básicos, elige algún juguete para cada niño y se alista para dejar el hogar sin mirar atrás. Enrique la descubre en ese empeño y con una carraspera, avanzando como un monstruo, pregunta voz en cuello:

—¿Ónde crees que vas, vieja ingrata?

Tomada por sorpresa, Belinda se repliega y le muestra la bolsa que encontró hace unas horas, anteponiéndola como frágil escudo. El hombre se la arrebata bruscamente y le propina un puñetazo que la precipita de espaldas con el labio y la nariz rotas. Ante el barullo, los niños se aparecen y se lanzan a proteger a su madre, que se trata de reponer del aturdimiento y se limpia la cara como puede.

—¡Aquí nadie se va a ninguna parte, carajo! —exclama el hombre, enfurecido. Toma su arma, la clava en la espalda bajo el cinturón y se larga seguido de un portazo.

Belinda se incorpora a gatas y se allega el teléfono móvil, en medio del llanto de sus hijos. Con voz entrecortada y escurriendo lágrimas, marca el 911.

—Señorita, señorita —repite, para afianzar su tono— quiero denunciar un crimen…

Desastre

A mis colegas intensivistas

Es la octava semana de guardias a-b-c y pese a que las autoridades del hospital promueven un ambiente de colaboración, la carga de pacientes y de fallecimientos es abominable. El jefe de medicina se aparece periódicamente con esa actitud paternal que no a todos nos agrada, pero al menos alienta al personal de enfermería, que se sienten cobijadas y tomadas en cuenta. Tampoco creo que pueda ofrecerse un apoyo idóneo para estas circunstancias que a todos nos rebasan.

Solo ayer tuve que desconectar a tres pacientes cuya probabilidad de recuperación era nula. Los tres con enfermedades crónicas, obesos y con evidencia de daño renal irreversible. Cuesta admitirlo, pero estaban consumiendo los recursos médicos y farmacológicos de muchos otros que tienen posibilidades de sobrevivir. A eso hemos llegado, en medio de la saturación y el cinismo necesario para hacerle frente a esta pandemia. Sumamos criterios de gravedad, evaluamos la incidencia de ocupación de camas, la edad, la historia personal (sí, lo digo con cierto pudor), los insumos, el score de APACHE II y el índice de coma de Glasgow. Todo eso, fríamente calculado, nos ayuda a ejercer la voluntad divina en tierra de nadie.

Mi novia es enfermera en un hospital privado y se queja, cada vez que nos podemos ver, de mi estado de ánimo abatido y mi escasa reserva sexual. "Pareces un zombi", insiste, y ha dejado de ser en tono de burla. Trato de convencerla de que la exigencia en las unidades de cuidados intensivos es brutal, que no podemos parar un momento para tomar aire o distraernos, que hemos olvidado qué pasa en el mundo cotidiano y, ante todo, que hemos perdido incluso la identidad atrás de esas mascarillas y esas caretas que nos uniforman. "Sí, le digo, somos zombis, o más bien autómatas que avanzamos conforme a un ordenamiento y contra reloj. Cada muerte es una derrota, pero la lucha sigue —sin descanso, sin tregua— y no nos podemos detener a meditar en la tragedia que pasa de forma constante frente a nuestros ojos".

Ella calla y me observa con ojos húmedos, pero no puede comprenderlo porque sencillamente no ha estado ahí; desconoce qué sucede en esas trincheras plagadas de sangre, viscosidad y muerte. Quizá peco de metafórico, pero lo cierto es que no tengo otro recurso para apartar de mi mente el dolor y el sufrimiento que contemplo en cada guardia. Sueño con cadáveres, a los que voy conectando y desconectando a mi antojo, jugando con sus reservas cardiacas y pulmonares como si fuesen armatostes de diseño. En esos sueños soy monstruoso, altísimo, y veo las camas con sus monitores y ventiladores tal como recuerdo que mi hermana Emilia manipulaba su casa de muñecas. Se hincaba frente a la casita abierta con sus habitaciones visibles, decoradas en papel, y movía muebles y personajes a su albedrío, hasta que se cansaba y los dejaba inertes, en desorden. Durante el tiempo que jugaba, no dejaba de hablar e imitar distintas voces, como si quisiera imbuirles vida, como para prestarles oxígeno y una existencia propia. Además, ella murió de un linfoma de Burkitt cuando yo estudiaba medicina y la sensación de impotencia ante su deceso aún me persigue. No se necesita ser psicoanalista para entender por qué elegí esta especialidad que me obliga a ponderar la mortalidad a cada paso.

Esta última noche tuve un momento de reflexión compartida frente a un paciente moribundo; lo comentaba con Gaby, la enfermera con quien nos unen varios decesos.

—Es la percepción de ineficacia lo que nos abruma, porque no tiene precedente —le confiaba.

No sé si me entendió, porque a través de sus gogles me miraba estupefacta. Traté de ser más claro.

—Quiero decir que hacemos esfuerzos inusitados para adecuar las distensibilidades pulmonares al volumen corriente, y preservar los alveolos expandidos y libres de barotrauma, pero no siempre ayuda —le insistí.

Para mi sorpresa accedió con cordialidad y me precisó que la mecánica del manejo de estos enfermos radica en corregir los ventiladores a volúmenes altos de flujo sin presión positiva.

Concluí que además hablamos un idioma indescifrable para el mundo de allá afuera. No sabemos de libros o revistas, películas de estreno o series de TV interesantes. Sería casi imposible mantener una conversación liviana con alguien que nos presentaran en cualquier reunión. Nuestro aislamiento es desolación y apuro, no un encierro para protegernos de algún contagio.

¿Me habría resultado más humana mi compañera si no me hubiese comprendido? ¿Si me dijera que ya no puede más? ¿Que ver morir a tanta gente a pesar de nuestro mejor empeño es terriblemente frustrante?

Dentro de todo este desastre, soy muy afortunado si me comparo con David, un colega del Noreste que apreciábamos mucho. Resulta que se vio obligado a atender y días más tarde a declarar sin respuesta a su propio compañero de guardia, tras haberlo sedado por compasión él mismo. Me cuentan que se quedó varios minutos con los puños clavados en la cama de su amigo, mirando la línea isoeléctrica del monitor como si no entendiera nada. El jefe le dio unos días para recuperarse, pero eso solo lo hundió más, y ahora está de incapacidad por alcoholismo y abuso de fentanilo.

Además de las entregas de guardia, que es el único momento en que nos vemos las caras como personas, tenemos dos reuniones accesorias. Los martes, una revisión bibliográfica —que denominamos *Bullets*— donde se presentan los avances o controversias en el manejo crítico de esta pandemia. Tras una serie de frustraciones y fracasos durante las primeras jornadas, aprendimos a guiarnos de nuevo por el conocimiento fisiopatológico que recogíamos día con día. Ahora asumimos que en la mayoría de los enfermos graves existen dos fases bastante definidas. Una fase de replicación viral acelerada, donde sirven a medias los antivirales probados en otras enfermedades análogas, y una segunda fase inflamatoria donde los bloqueadores moleculares y los esteroides tienen oportunidad de sacar a flote a los ahogados. Esta precoz sabiduría nos ha costado numerosas vidas humanas. Nos resistimos a aceptar que tales casos fueron nuestros "conejillos de Indias", pero todos cargamos a esos muertos con un sentido de malogro, que nos irrita el alma diariamente.

La otra actividad, impuesta por el director, es la infame terapia de grupo. En ella nos reúnen en grupos de siete para "descargar nuestras emociones". Comparto el grupo de los viernes con tres enfermeras jóvenes, una afanadora y dos colegas bastante parlanchines; parece que quieren ganarse el premio de colaborador del año. En mi caso, permanezco cerrado como una ostra y quizá eso despierta inquietud en el psiquiatra, porque insiste en dirigirse a mí cuando interviene.

—¿De qué sirve esta parodia? —acometí contra el jefe hace unos días—. Si se han suicidado dos médicos, entre ellos una residente que tenía toda la vida por delante, y la mitad del personal está bajo antidepresivos.

Intentó explicarme que es indispensable hacer catarsis (¡menuda palabreja!) en una situación como la que nos ocupa, para no cometer errores o naufragar. Lo dejé con la palabra en la boca, recriminándole que precisamente eso somos: náufragos, a la deriva y sin recursos.

Hace poco más de un mes, cuando todavía se nos permitía cierta movilidad, fui a visitar a mi madre a su casa de reposo. Tampoco me reconoció. Miró con extrañeza las flores que le llevaba y sonrió con esa mueca vacía que emite desde que se precipitó en la demencia. Su cuidadora trató de hacer el momento más grato, relatándome que disfruta salir a escuchar los pájaros cada mañana y que interactúa gustosa con las otras residentes. Permití que abundara en la ficción para complacerme (o para congraciarse) mientras observaba al espectro de esa mujer que me amó por tantos años. Esa señora galante que se pavoneó con sus amigas y rivales cuando logré graduarme con honores, que arrobaba con su presencia a los vecinos, pero que me ocultó también la deserción de mi padre tras la muerte de Emilia, incomprensible para todos.

Cuando regresé al hospital, deseando que se infectara y se muriera de una vez (¿por qué alargar tal agonía?, me preguntaba, paradójicamente), me topé con que otras dos enfermeras estaban en cuidados intensivos. Una de ellas, Clara, compañera de generación de mi novia y recién casada, no sobrevivió. Pedí que me dejaran estar presente cuando aseaban su cuerpo y retiraban catéteres, sondas y tubo endotraqueal. Sentí que era mi obligación rendirle un homenaje en silencio por la relación fraternal que establecimos. Con pudor retiré la vista cuando desnudaron el cadáver, me pareció excesivo conocer sus senos y sus genitales exánimes, habiendo sido testigo de su boda y su alegría.

Trabajé como un androide los siguientes días, intentando desterrar su cara lívida de mi memoria. Cada vez que tenía que intubar o explorar a algún enfermo, sus rasgos se me aparecían como si se impregnaran en el rostro ignoto de mi paciente en turno. Pensé que me estaba volviendo loco, pero guardé silencio. Evité confesarlo —incluso a Lola, mi novia, que vivía desconsolada— y dejé que el fantasma se disipara bajo la inercia del trabajo y el cansancio.

Hoy reposo solo en mi recámara, tratando de leer y recapitulando todo esto que les escribo. No tengo energía para hacer ejercicio, procurar una llamada por Zoom a mis amigos o siquiera contactar a Lola, pese a que la añoro. Los libros de medicina —fieles compañeros— me observan desde sus lomos bruñidos como si reprobaran tanta abulia. Pasan los minutos insensiblemente y me limito a otear por mi ventana los balcones de otros edificios, el movimiento distante de los vecinos en sus labores cotidianas y la risa de algunos niños que desafían la cuarentena en un jardín cercano. Todo esto me parece irreal; acaso soy solo un testigo mudo de la enfermedad y la muerte, que agrieta mi integridad y que me obliga a pasar las hojas del calendario sin sentido.

PS. En el pico europeo de esta pandemia, un grupo de profesionales de Estados Unidos, Canadá, São Paulo y Oxford tuvieron la claridad de proponer varias recomendaciones para asignar con justicia los recursos a los pacientes en estado crítico por covid-19. Me parece que muy poca gente ha leído este documento tan visionario. Aquí les incluyo el vínculo: https://www.nejm.org/doi/full/10.1056/NEJMsb2005114?query=RP cuyo título, muy elocuente, es: *Fair Allocation of Scarce Medical Resources in the Time of covid-19* (23 de marzo de 2020)
DOI: 10.1056/NEJMsb2005114

Covid-19. Día ciento cincuenta y uno

El título de este resumen se basa en la fecha supuesta de origen de la pandemia en Wuhan, pero hay indicios de que la infección por Sars-CoV-2 ya circulaba discretamente por el Viejo Mundo a finales del año próximo pasado. Lo cierto es que será muy difícil extraer el caso cero (la aguja) del pajar de contagios en todo el mundo, que a estas alturas exceden los tres millones y medio de personas. Lo mismo sucedió cuando buscamos el punto de partida del sida hace casi cuarenta años: ¿un sobrecargo homosexual en Jamaica, un simio verde en las selvas africanas? Parece que esa interacción antinatural con nuestros congéneres de otras especies subyace a la modificación microbiológica que asalta y destruye el organismo humano. La lección parece obvia: ¿cuándo aprenderemos a convivir responsablemente con otros animales y dejaremos de socavar nuestro entorno, tan necesario, tan preciado?

Un aspecto que encuentro delicado en la difusión de esta pandemia es la falta de claridad respecto de las cifras. Sea porque la cantidad de pruebas de detección es insuficiente o porque ciertos gobiernos se escudan en su pretendida eficiencia para combatir la enfermedad, la percepción es que nos ocultan la verdadera magnitud del desastre.

Sea como fuere, los datos apuntan a varios cientos de miles de defunciones en todo el hemisferio norte y todavía falta buena parte de África por recibir el golpe de la marejada.

Dos observaciones recientes dan cuenta de manifestaciones alarmantes de esta infección viral. Por un lado, diversos centros de Nueva York y Seattle han reportado una enfermedad multiorgánica en niños con afección cardíaca similar al Síndrome de Kawasaki, con riesgo de daño coronario e incluso muerte. El reporte inicial es de 75 menores gravemente enfermos y un deceso. Los reportes son preliminares, pero abren una ventana de investigación muy inquietante acerca de las complicaciones por coronavirus en población pediátrica. La segunda información es la evidencia de daño pulmonar crónico (en forma de cicatrices intersticiales) o cardiomiopatía como resultado del ataque de Sars-CoV-2 en estos órganos. El tiempo nos dirá qué tanto debemos preocuparnos por tales consecuencias patológicas.

Los auspicios de una vacuna eficiente aún son muy vagos, a pesar de que se están haciendo pruebas preclínicas de seguridad en varios países. Como sabemos los inmunólogos, para que una vacuna sea adecuada debe reunir tres requisitos. A saber, que genere anticuerpos neutralizantes de larga durabilidad, que cubra la mayoría de las cepas infectantes y que produzca un mínimo de efectos secundarios. En pocas palabras: confiabilidad, eficacia y seguridad.

Para que esto ocurra deben cumplirse una serie de pasos concretos que llevan tiempo y precisión. Por más que queramos, no se pueden producir vacunas al vapor, porque cubrir de forma incompleta la protección contra Sars-CoV-2 sería como darle azúcar a un diabético. En fin, que habrá que esperar lo necesario y confiar (permítanme dudarlo) que los Estados se impongan a la industria farmacéutica para proporcionar las vacunas a precios accesibles.

En otro orden de cosas, quedó claro que la hidroxicloroquina, tan alardeada, y el antibiótico azitromicina no solo son inútiles para combatir la infección sino que pueden agravarla. Por ahora, el suero de enfermos convalecientes y el Remdesivir parecen contribuir a frenar la fase temprana de covid-19. Durante la fase crítica de hipoxia y tormenta de citocinas la terapéutica es otra.

En efecto, diversos estudios han demostrado que en pacientes con padecimientos conocidos (diabetes, obesidad y daño cardiopulmonar previo, entre otros), la infección por este nuevo coronavirus se asienta en los receptores ACE-2 y TMPRSS2 para diseminarse a diversos órganos blanco. Lo más afectado, debido a la densidad relativa de estas anclas para las espículas del virus, suelen ser la mucosa respiratoria, los neumocitos tipo 2 y el tracto digestivo. Además, se han documentado reservorios en cerebro, corazón, riñones y testículos que pueden manifestarse con otra semiología. El depósito viral en los genitales masculinos es una de las razones por las que se aduce mayor mortalidad en este género, aunque mi propia conjetura es que, por naturaleza, los hombres somos más desidiosos con nuestra salud.

La información fisiopatogénica ha permitido establecer la cantidad de lesiones documentadas recientemente en tejidos tan dispares como el corazón, la piel y el sistema nervioso central. Pero tenemos que pensar que se trata de una infección sistémica, que se asienta y discurre por los vasos sanguíneos en la medida en que se replica el virus, sobrepasando nuestras defensas.

De manera muy conspicua, el daño pulmonar es paradójico. Quiero decir que se produce una "hipoxia silenciosa", una reducción de la oxigenación que ocurre durante un tiempo variable sin disnea, *v.g.* sin percibir la falta de aire. El paciente en cuestión parece respirar normalmente pero su saturación de oxígeno en la sangre va descendiendo paulatinamente hasta que otros síntomas, tales como mareo, dolor de cabeza, opresión del pecho o sensación de desmayo, anuncian su gravedad.

En tales circunstancias, las opciones de extrema urgencia son limitadas y consisten, como se sabe, en suministrar oxígeno a dosis altas mediante un ventilador mecánico, dar antiinflamatorios agresivos (variantes de cortisona intravenosa) e intentar moléculas que bloquean mensajeros celulares (porque la cascada de defensas ya se salió de control). Hasta ahora se han intentado con éxito variable el Anakinra (que bloquea IL-1), el Tocilizumab (que inhabilita IL-6) y, más recientemente, el Leronlimab (que secuestra CCL-5/RANTES-CCR5). Solo ayer la empresa CytoDyn publicó un reporte preliminar de mejoría significativa en diez pacientes intubados con este último fármaco a dosis de 700 mg por vía subcutánea durante dos semanas. Todos los enfermos tenían daño renal y hepático, además de comorbilidades previas. La aprobación de este anticuerpo monoclonal (Leronlimab, aún sin nombre comercial) a gran escala está por definirse.

Por último, les ofrezco una audioconferencia publicada esta semana donde dos científicos discuten las alternativas de tratamiento para covid-19 en el futuro próximo. https://www.nejm.org/doi/full/10.1056/NEJMe2015955?query=C19&cid=DM91569_NEJM_Registered_Users_and_InActive&bid=192411831

Termino con una aportación personal. Esta catástrofe infecciosa no ha respetado frontera alguna, se ha filtrado en los centros de trabajo, los hospitales y las viviendas. Ni el aislamiento social ni la proscripción de actividades no esenciales pudieron detenerla. La oleada creciente de contagios y sus consecuencias sociales han revelado al mundo el fracaso de muchos gobiernos para prevenirla y ofrecer alternativas a sus ciudadanos.

Gradualmente, como en toda avalancha, la fiebre se irá asentando, en sentido análogo al que arrasó continentes y sociedades. Al despertar de la peste, muchos ancianos y enfermos crónicos habrán perecido, privará un

sentido de estupefacción global y la "nueva normalidad" vendrá a retomar su lugar, agudizada por la desigualdad y la quiebra económica.

Pero también confío en que —malheridos y empobrecidos— saldremos adelante, como el Renacimiento siguió a la peste bubónica o el progreso relativo de las naciones emergió tras la pandemia de influenza en
1918. Pero quedará sin duda una huella, un temor subrepticio, y la convicción de que no somos inmunes a la destrucción de la Naturaleza y a
la perversión del consumismo.

Sueño con fantasmas

Ella se despidió con el inicuo dolor de la ausencia, porque ni durante su ahogo ni en su agonía le permitieron visitarlo. Le dieron la noticia en una sala de espera lúgubre, poblada con enmascarados que preguntaban inquietos por sus enfermos. La voz metálica de una anunciante como telón de fondo, que repetía: "¡Código azul, código azul; tercer piso!"

Regresó a casa abatida, preguntándose cómo cargaría con la soledad en ese ambiente sombrío, donde la risa de Jorge estaría colgando por años de aquellas paredes. Lo recordó en toda su vitalidad al enjuagar los platos la mañana siguiente y no pudo contener el llanto, como una niña desamparada, de cara al jardín donde celebraron sus cincuenta años de matrimonio.

Blanca, su hija mayor, llamó a media mañana y prometió ir a visitarla. Su yerno había corrido con los gastos funerarios y ella le inquiría a su vez si deseaba cremarlo o contratar una cripta. A la mujer le pareció trivial la petición y replicó con fastidio: Lo que tú prefieras, hija. Ese cadáver ya no es tu padre.

El encierro por la masiva infección que sacudió al mundo desde Oriente dejó de importarle. ¿Cómo podría descifrar un germen al que todos temen si se había llevado de manera implacable al amor de su vida? ¿De qué sirvieron las cifras y los laudos que presumía el gobierno si la muerte se hizo tan presente?

Se acercó a la ventana para avistar el Pico del Águila, ese pedazo de naturaleza que flanquea el sur de su ciudad y que Jorge insistía en que lo escaló nevado varias veces en su juventud. Ella, nacida y criada en la costa, se burlaba de sus anécdotas porque le parecían meros cuentos de un viejo romántico. ¡Ah! pero cómo disfrutaba verlo apoltronarse en su sillón, servirse la cantidad exacta de whisky y encender un puro (que dejaba invariablemente a medias) para relatarle sus historias vagabundas. A ella le encantaba esa pequeña tragedia cuando decidió ir a trabajar a Suiza —él cursaba entonces la carrera de literatura española en Salamanca— para ganarse unos francos mientras retomaba sus estudios. Se fue con Pepe, un muchacho bohemio nacido en Soria, porque ambos conocían a un flamante pintor de Berna que les daría alojamiento. El otoño debutaba con fuertes ventiscas y ellos, cargados de ingenuidad y sin dinero, llegaron hasta Lausanne en autobús, pero tuvieron que hacer el resto del trayecto como polizones. La ciudad estaba vuelta sobre sí misma, mirándose en suspenso sobre el río Aare y sin trabajos eventuales. De suerte que el viaje fue enteramente infructífero. Regresaron a España una semana después, empobrecidos de alma y cuerpo, fumando "como chacuacos" para mitigar el apetito y habiendo fracasado en su vano intento por conquistar el Primer Mundo.

En este punto, Jorge se acomodaba, volvía a encender el puro —que para tales horas se había apagado varias veces—, daba un largo trago a su bebida y la miraba con ojos traviesos, como invitándola a hacerse cómplice de su fantasía. Amanda lo conocía al detalle; dejaba en pausa cualquier cosa que estuviera recogiendo y se reclinaba frente a él, para decirle: ¿Y qué más, mi vida? ¿Qué pasó después de eso?

El teléfono no paró de repicar todo ese día funesto. Amigos distantes que no se habían comunicado en años, quizá promovidos por sus hijos; algún vecino que recordaba un favor que Jorge hizo cualquier mañana; primos de España, de Venezuela y Buenos Aires. Hasta que Amanda se sintió invadida —nunca consolada— y descolgó el auricular. Con profundo pesar, decidió separar la ropa y calzado de su esposo, y en ese momento la viudez le cayó sobre los hombros como un balde de agua helada. No pudo más, se derrumbó en la cama sollozando, pidiéndole a los ángeles que se la llevaran para reencontrarlo, rehusándose a concebir una existencia sin él.

Tras unos minutos de desahogo, acudieron a su mente también los extrañamientos, los ecos de sus diferencias y ambigüedades, cada infidelidad (de ambos) y las penurias que soportaron como pareja. Toda una travesía no exenta de tormentas y arrecifes, que ella acabó por reescribir con los pros para reprimir los contras. Economía de la salud mental; acaso una pleamar que lavó o intentó desvanecer la sordidez del resentimiento.

En medio de tales cavilaciones, sonó el timbre de la entrada. Era Marcos, el menor de sus vástagos, que acudía alarmado al no poderse comunicar con ella. ¿Porqué no contestas, madre?, le espetó, tan pronto abrió la puerta. Venía tapado con un oscuro tapabocas y una careta de plástico que dejaba ver apenas sus ojos verdes, los mismos de su padre. Ella se sintió de pronto avasallada por el virus, por el contagio, por la muerte; pero desterró la idea y se dejó abrazar a cambio por su benjamín, estéril ya de lágrimas y duelo.

El único que pudo estar cerca del difunto, Marcos, en su calidad de anestesiólogo, lo acompañó hasta que perdió todo hálito de vida. No quiso contarle a su madre los detalles, insistiendo en que no sufrió porque se aseguraron de mantenerlo bien sedado. A ella esa condición no le bastó, porque sabía de la honda sensibilidad de su marido y en sus sueños, debió sufrir mucho al despedirse de una vida que tanto atesoraba.

Se sentaron a tomar un té, que Amanda preparó en un suspiro. Su hijo se desprendió del disfraz y hablaron de nimiedades, hasta que ella adoptó un tono insólito de gravedad. Verás, hijo, yo no podría vivir en esta casa. Estará siempre llena de espíritus. Quiero que pienses cómo venderla y ayudarme a buscar un departamento lindo en la playa, con vista a ese océano que tanto añoro.

Con los pies mojados por las olas que recurren, Amanda carga a su recién nacido por la boca del río. Cae una llovizna tenue que refresca y ella expone la cara del bebé al viento y la humedad, para "disipar los microbios", se dice. En el puerto han fallecido muchos niños por escarlatina, y ella está convencida —a pesar de lo que alegan los doctores— que se trata de una plaga acarreada por el desenfreno de la sociedad en la que habita. Los hombres, que ya eran de suyo bebedores, ahora se alcoholizan hasta caer yertos en los muelles. Hay rencillas por dinero en todas partes y las cantinas parecen sus hogares. Su marido, Jorge, por fortuna, tan joven y forastero, no ha caído en el vicio, pero tampoco tiene trabajo.

Hoy se siente inmensamente culpable porque lo atrajo a su ciudad natal, segura de que aquí encontrarían prosperidad y refugio para criar a una familia. La capital se había convertido en un monstruo de asfalto y codicia que los engullía y amenazaba con separarlos. Se detiene un instante en la playa para observar el horizonte. Se avecina un "norte" —como aquí le nombran— y eso los va a confinar en casa de nuevo. Lo que sea necesario para evitar que su infante se contagie y su realidad acabe por derrumbarse. El temor se ha incrementado al grado de una angustia que la persigue aun dormida, porque sus sobrinos vinieron a visitarlos hace días para traerle regalos a Pablito y dos de ellos acabaron cayendo con fiebres altísimas y ronchas por todo el cuerpo.

—No es escarlatina, madrecita —sentenció el médico en aquella tarde que no olvida—. Es meningitis por sarampión y tu niño está muy grave.

La fiebre subió exponencialmente y Pablito, antes de cumplir los dos meses, había convulsionado y estaba inmerso en un estado de letargo, al grado de que se negaba a chupar el pezón. El primer pediatra había insistido en darle fórmula y, después de que casi se asfixió en sus brazos, Amanda desistió de tal suplicio. Acabaron por hospitalizarlo en una clínica local para buscar una salida venturosa de aquel infierno.

Todos los esfuerzos fueron en vano; la criatura murió a los cuatro días, sin despertar, y dejó un hueco que Amanda ha cargado como un fardo intolerable el resto de su vida. Esta noche, frente a Marcos, quien conoce aquella historia solo de manera fragmentaria, llora en silencio por ambas pérdidas, pero no admite su fragilidad.

—¿De qué sirve lamentarse, si a una le quitan lo más sagrado mediante una peste que se oculta y asalta sin reparo?

Su hijo, médico al fin, le explica que en este momento es imprudente vender la propiedad o trasladarse a otra provincia. La curva de contagios está en auge y ella es una mujer septuagenaria que puede complicarse fácilmente. Amanda lo mira con ternura y un resplandor se asoma en su rostro enjuto. Acaba de pasar el día de las madres, que ella celebró airosamente para complacer a sus hijos y a sus nietos, pero de dientes para afuera. Nadie, ni siquiera su amado Jorge, supo nunca que su maternidad quedó fracturada desde esa noche en que Pablito dejó de respirar y ella salió a caminar con paso firme, rabiosa, para reclamarme al mar su alevosía.

Covid y el alma humana

En diferentes foros se han presentado deliberaciones en torno al impacto psicosocial que ha provocado esta pandemia. Trataré de contribuir a este cúmulo de discursos con una visión más ceñida a lo individual y lo inconsciente, que es al fin y al cabo el iceberg bajo la superficie.

Por primera vez en la historia, un fenómeno epidémico se conoce en tiempo real y en todo el mundo. Territorios tan distantes como China, Suecia o Sudáfrica proporcionan sus cifras de contagios y decesos cotidianamente; de modo que nos hacen copartícipes de su tragedia al instante y sin filtros. Estamos inundados de datos, estudios e información científica, mezclados con incertidumbre y miedo. Ningún rezo, ninguna frontera y ningún medicamento detienen a este microscópico enemigo, que mata rápido y silenciosamente.

Las imágenes constantes de enfermeras y médicos vestidos de astronautas abonan al terror general hacia este virus implacable. Más aún, la saturación de noticias bajo el encierro acentúa la trama paranoica: ¿Estamos seguros en estas cuatro paredes? ¿Se colará el bicho por las ventanas o las rendijas? ¿Vendrá impregnado en los alimentos que nos traen cada semana? ¿O lo acarreará el personal de limpieza que trabaja en la casa o la oficina? ¿En sus zapatos, sus uñas, su aliento?

No hay nada más siniestro que lo que no se ve y por lo tanto queda a la imaginación configurarlo e imprimirle significado. Un miasma, un demonio, un germen invisible que arrebata vidas sin ton ni son. Que puede estar en todas partes y en ninguna. Lo siniestro, lo maligno ha cobrado forma y sin embargo permanece en el universo fantasmático de nuestras alucinaciones.

Para mayor efecto tétrico, los viriones son justamente estructuras que oscilan entre lo vivo y lo inanimado. Se replican mediante ácidos nucleicos que los definen, pero carecen de existencia propia; requieren parasitar a una célula viva para subsistir. Utilizan nuestros mensajeros, se anclan en los receptores de nuestros tejidos, pero su propósito es avasallarnos, usarnos, despertar alarma y causar daño. Son entes malévolos (en sentido figurado, la maldad requiere voluntad) que se aprovechan de nuestra naturaleza orgánica para atacarnos y reproducirse: de un individuo a otro, de una especie diferente para colonizar a la humanidad. Aterrador, ¿no es cierto?

Me han instado a quedarme en casa porque —aseguran— es la única manera de evitar contagios, pero diariamente actualizan el número de muertos, que no cesa y además, ya sabemos de varios casos que han fallecido en la vecindad o de familiares cercanos. ¿Se trata entonces de una asolada distante, que surgió de un mercado de mariscos, o más bien es una nube pérfida que en cualquier momento va a caer sobre nosotros, por mucho que nos refugiemos?

Debo asentar primero que lo siniestro es aquello que suponíamos oculto y que aflora súbitamente en la realidad. Es lo contrario y recíproco a lo familiar, lo agradable, lo íntimo. Opuesto a aquello que genera solaz y seguridad a la vez y que, de manera inconsciente, remeda la voz y las caricias maternas para ahuyentar cualquier peligro. De modo que lo inefable, lo lúgubre nos acarrea desamparo y, por supuesto, temor de muerte, de abandono. En cierto sentido, mucho de lo siniestro se sustenta en la concepción animista del universo. Bajo esta ideología, todo fenómeno natural debe poseer de suyo un propósito y cierta facultad, de tal suerte que es producido y habitado por un espectro o una criatura que lo lleva a cabo.

Claro está, en el mundo contemporáneo, donde las películas, las series televisivas o las historietas están plagadas de seres fantásticos, esta concepción animista cobra otra dimensión. Ya no se trata de quimeras o monstruos sobrenaturales, sino de virus o de moléculas, lo más diminuto de nuestro bagaje cultural y por ello potencialmente dañino si se sale de control.

Precisamente en tal falta de control radica su volatilidad, porque al carecer de medidas que lo contengan o de vacunas que lo neutralicen y más aún, dado que nadie está exento de su ataque, el virus adquiere una magnitud terrorífica. Pero aquí me refiero también a la falta de control interno, es decir, que no tengo manera de representarlo (por muchas caricaturas y barridos electrónicos que se publiquen) y mucho menos, tengo algún dominio sobre su contagiosidad y su capacidad destructiva en mis órganos.

La contraparte de esta zozobra es lo que los psicólogos denominan negación. Es un mecanismo de defensa que permite asumir que las ideas que prevalecen no atañen al sujeto que la ejerce como un muro conceptual. Me hace recordar esa saga histórica en la Edad Media donde los pueblos construyeron muros para detener la peste bubónica. Desde luego, es inútil y paralizante. Pero acaso sirve para subsistir en un mundo que se derrumba. Pensemos en una persona de cualquier rincón de este país que se sumerge en sendas consideraciones:

"He aprendido, a fuerza de repetición compulsiva, que el Sars-CoV-2 penetra por las vías aéreas, se aloja en los pulmones y los inflama, y si —como afirman los expertos— tengo una merma de mi sistema de defensas, puede causarme coágulos, falla de los riñones y el corazón; matarme lenta y dolorosamente. Sí, existen los ventiladores mecánicos, algunos medicamentos novedosos con nombres impronunciables que se están probando en pequeña escala. Pero lo cierto es que esta enfermedad es un relámpago, que pega donde se le da la gana y mata a los más débiles. No, me corrijo, también afecta a los niños, con un padecimiento horrible que han dado en llamar PIMS (enfermedad pediátrica inflamatoria multisistémica, ¡vaya, vaya!). Así que nadie se salva, nadie está inmune, nadie está seguro de sobrevivir.

"Hace dos semanas visité a mi amigo Óscar en su casa. Vive en un amplio departamento en la colonia Nápoles con su hija y su esposa, Estela, cuya atención y atractivo solíamos disputarnos en la preparatoria. Finalmente se decidió por el más guapo y eso nos permitió aceptar la derrota con cierta gallardía. Sigue siendo una mujer deslumbrante. La saludé de beso a mi llegada y tras abrazar a mi amigo, les regalé una botella de Ribera del Duero que sé que disfrutan mucho. Ese día su pequeño tenía tos, algo de febrícula y rinorrea constante. En nuestra animada charla no le presté atención a sus síntomas, porque es habitual que mis amigos se quejen de la contaminación ambiental y los múltiples achaques respiratorios que tiene su criatura a lo largo del año. Si no es invierno porque "hace demasiado frío", es en verano porque "cambia el clima a cada rato". De manera que Oscarito suele estar tosiendo y su madre blandiendo un pañuelo en cualquier reunión.

"Sin embargo, esta vez fue diferente. Estela me llamó alarmada una semana después para decirme que habían optado por llevar al niño con el pediatra porque sus síntomas se habían agudizado y, además, tenía diarrea y los deditos de los pies morados. La prueba había sido contundente: tanto ella con su hijito tenían covid-19. Me avisaba de inmediato para que tomara precauciones.

"Yo no había sentido nada; quizá un poco de fatiga, inusual para mis estándares. Pero con esa noticia, mi vida ha cambiado por completo. ¿Cómo puedo acercarme a mi padre octogenario, que está a mi cuidado, sin

saber si cargo un veneno que lo aniquilará? ¿Cómo saludarlo cada mañana, sabiendo que mi tacto o mi abrazo pueden matarlo?

"En una palabra, me siento contaminado, repleto de partículas virales sobre la piel, en la boca; expulsándolas por la orina y la saliva, reptan-
do incontrolables dentro de mí, ensuciándome, carcomiendo. Me debato
continuamente entre si debo decirle a mi padre o llanamente dejarlo de
ver por dos semanas. ¿Hacerme la prueba diagnóstica o esperar? Y ¿si en
efecto resulta positiva? ¿A quién acudir? La angustia me arrebata el sueño.
Así que me refugio en mi oficina virtual lo más que puedo tratando de
eludir estas preguntas."

Este caso ilustra cómo aquello que no vemos pero que nos asalta desde los temores inconscientes o es fantaseado adquiere una proporción
amenazante que desbarata el juicio de realidad. ¿De qué sirve tanta información si en suma el coronavirus puede aniquilarme y matar a su vez
lo que más amo?

La Secretaría de Salud ha implementado una línea telefónica para
atender de momento la ansiedad que puede suscitar esta pandemia. Es
un esfuerzo loable, sin duda, porque brinda el espacio —si bien breve y
esporádico— para que los pacientes o familiares infectados encuentren
consuelo y reafirmación. Pero la verdad es que resulta insuficiente para
desentrañar esa percepción de lo siniestro en el cuerpo. Los seres humanos, enfrentados a lo inefable, somos como niños vulnerables: hambrientos, sedientos, propensos al llanto y atenazados por la indefensión.

Si bien la información científica ayuda a poner en perspectiva el ver-
dadero riesgo, no desata el nudo de angustia que nos corta el habla y la
respiración. La gente puede colocarse fuera de los grupos vulnerables,
evaluar su integridad física como un acto de afirmación transitoria, pero
en lo cotidiano, la muerte acecha y no discrimina. Se preguntarán entonces ¿qué hacemos?

La respuesta más simple, porque es la que tenemos a la mano, se basa
en tres preceptos. A saber:

1) *Sanear la información*. Esto quiere decir alejarse de las noticias alarmis-
    tas y parciales que inundan las redes sociales y la televisión. Si están
    interesados en conocer el curso de la pandemia (curiosidad un tanto
    malsana a estas alturas) o acerca de los mecanismos de esta nueva in-
    fección viral, lo mejor es limitarse a las páginas oficiales de la Organi-
    zación Mundial de la Salud, el Centro de Control de Enfermedades
    de Atlanta o del gobierno de México. Quien esto escribe suele enviar

actualizaciones periódicas, depurando con cuidado lo que vale la pena tener presente y lo que es preferible desechar.

2) *Retomar el afecto, privilegiar el contacto humano.* Es decir, salirse lo más posible de sus pantallas y recurrir al intercambio personal. Crear en casa un ambiente distinto del fastidio y la reclusión. Volver a los libros, a los juegos de mesa, al ejercicio en pareja, al erotismo y al calor de la ternura. Cambiar las noticias y el miedo por el cariño y las muestras de afecto. El reciente día de las madres nos dio un respiro a todos. ¿Se dieron cuenta? Bajó el número de contagios, la gente se volteó a ver de nuevo, escogimos flores, compramos chucherías e hicimos manualidades para homenajear a mamá. No hizo falta ir de un lado a otro como energúmenos, saturar los restaurantes o concurrir a los cines. El cariño hizo su trabajo y nos salvó la vida por un día.

3) *Reflexionar.* Aunque parezca obvio, esto quiere decir "pensar en profundidad". Significa establecer una escala de valores: qué nos gusta, qué hace de nuestra existencia algo prometedor y benéfico, cómo distribuir nuestro tiempo, qué actividades deberemos retomar en el futuro inmediato y a largo plazo para revolucionar la cotidianidad. Además, volver a las preguntas más ingentes de la existencia: ¿qué hago en esta vida que sea creativo y relevante?, ¿de dónde procedo y cómo fui educado?, ¿qué avatares en mi infancia pueden ser determinantes de mi comportamiento actual? Se trata de poner nuestra realidad interna en perspectiva. Pueden ser elementos psicológicos, espirituales o educativos que habíamos menospreciado. Otro tipo de limpieza y cuidado de nuestro entorno. Proyectos de vida que suponíamos cancelados y ahora tenemos una oportunidad de retomarlos. Centrarnos emocionalmente en nuestro presente y reconciliarnos con el pasado. En suma, curar el alma.

Por supuesto, no toda la población tiene acceso al apoyo psicoterapéutico que esta catástrofe requiere. Habrá un sinnúmero que se deprima o padezca ataques de ansiedad que serán solamente mitigados con el empleo de psicofármacos. Otros, cuyo riesgo suicida los conduzca (ojalá que sea oportunamente) a un servicio de salud mental emergente. Y muchos más a quienes este estado de angustia y desolación los incline a fracturar su salud, su tranquilidad, el matrimonio o su familia. *Casualties of War*, se dice en inglés.

Pero lo ideal (si tal cosa existe) es asomarse al espacio interior, buscar consuelo en los objetos cercanos, y tratar en lo posible de descifrar el miedo hacia esto que no podemos ver y que está en todas partes. Las epidemias son inherentes a la condición humana y a las concentraciones de población, de ahí que ataquen más a las ciudades que a las rancherías. Pero en efecto, nadie está protegido contra un nuevo virus y se necesita alcanzar cierta inmunidad generalizada (se calcula que dos terceras partes de una sociedad) para que el peligro se atenúe y muera la menor proporción de individuos afectados.

En eso radican las medidas de "sana distancia". Por un lado, permiten que el contagio sea más gradual y limitado (aunque no lo evitan del todo), pero por otra parte crean una sensación colectiva de abandono y ansiedad. La literatura francesa ha sido muy elocuente al respecto y nos ha ayudado, sin fechorías publicitarias, a entender las motivaciones de los seres humanos invadidos por un fantasma y encerrados a su suerte. Los invito a leer por supuesto *La peste* de Albert Camus o *La cuarentena* de Jean-Marie Gustave Le Clézio. Ambos Premios Nobel y extraordinarios novelistas para disecar los paradigmas psicológicos que atañen a nuestra indefensión, desde que nacemos y, pocos años más tarde, cuando hacemos conciencia de nuestra finitud.

Amores errantes

Se dejó atrapar en ese matrimonio por conveniencia. Las familias árabes habían acordado años atrás —cuando nació Laila— que su dote iría a parar a la familia Haddad, siempre y cuando los negocios de telas pudieran fusionarse. Su dios misericordioso haría lo demás.

Eran druzos de las montañas de Líbano desplazados por la Guerra Civil. El padre aún recuerda durante las cenas de Navidad cómo atravesaron en silencio y abatidos la plaza de los Mártires en Beirut, totalmente derruida, camino al nuevo mundo. Escogieron América Latina por azar, confiando en que la población sirio-libanesa de aquellas latitudes los acogiera, lejos de la devastación y la barbarie que dejaban atrás.

Ahí, en la diversidad y aglomeración de las ciudades novohispanas nacieron los tres varones: Farid, Anuar y Sergio, que la madre quiso bautizar con un nombre autóctono en honor al casero que los acogió a su llegada y les perdonó la renta por un año.

Los dos mayores aprendieron el negocio de los padrinos y, además, como buenos emprendedores, formaron una cadena de restaurantes libaneses en su país adoptivo. Sergio en cambio, idealista y romántico como su madre, decidió estudiar medicina.

Vivían entonces en un edificio de cinco departamentos por piso, donde se horneaban pastelillos para los restaurantes y se hacía el mejor jocoque del barrio. Sergio se enclaustraba por horas interminables, amparado del ruido hogareño, para estudiar sus exigentes materias. Era un muchacho de cara ovalada, ojos tibios y acuosos, imberbe, de mirada lánguida y algo taciturno, en contraste con su familia, que destacaba por escandalosa y sociable. La existencia empezó a sonreírles en la medida que los pequeños negocios prosperaban. Farid resultó un buen administrador y enviaba remesas a sus padres para sostener su incipiente vejez y cumplir el deseo de la matriarca de tener un hijo doctor, como su propio padre, asesinado en la masacre de Safra (el tristemente célebre "Día de los cu-chillos largos"), mientras atendía a heridos de guerra.

No bien el joven estudiante había cumplido veintiún años, cuando su padre le anunció que se casaba. Lo hizo de manera abrupta, ante el estu-por y las lágrimas condescendientes de su madre. Cumpliendo una tradi-ción añeja, aquel dejó caer la sentencia como un decreto inapelable. Ser-gio levantó la vista de su libro de fisiología y, con una mueca de disgusto, asintió, guardándose el resentimiento que emergió años después, cuando abandonó a Laila para siempre.

La boda se celebró en el templo maronita del centro de la ciudad, para satisfacer a los consuegros, que procedían de la aristocracia libanesa y habían aceptado gentilmente a esa familia druza más humilde. Sergio mantuvo su talante circunspecto durante la ceremonia y, a pesar de la be-lleza de ojos radiantes que se convirtió en su esposa, maldijo desde ese momento que le hubiesen cercenado su libertad.

Comenzó a beber y a salir con enfermeras, alargar las guardias y los días de estudio, a mostrarse hosco con su nueva esposa y a refugiarse en los hospitales donde cursaba las materias clínicas cual si fuesen su ver-dadero hogar. Laila a su vez recurría a su madre y a su hermana para no sentirse sola, y si bien se embarazó a los pocos meses —como deseaba su familia—, resentía el abandono de su marido, mientras constataba poco a poco cómo se disolvía su matrimonio.

En la ruptura definitiva tuvo mucho que ver una curiosa coinciden-cia. El contador de la familia Haddad, un migrante alemán de mucho prestigio, se allegó a vivir con sus cuatro hijos al mismo edificio donde Sergio y Laila habían recibido como dote un apartamento en el quinto piso. Las dos adolescentes Neuer eran delgadas y altléticas, de cabello dis-par (una rubia, la menor bruna) y de una simpatía excepcional, gracias a la madre, que irradiaba encanto.

Una tarde de abril, llamaron a la puerta de Sergio, quien se prepara-ba entonces para su examen de residencia. Las plazas eran limitadas y él soñaba con ser cirujano en el mejor hospital del país. Sus calificaciones lo precedían, pero la competencia era reñida y no podía darse el lujo de ninguna distracción. Así que le rogaba a Laila que mantuviera al bebé en su habitación y él se había desplazado definitivamente al pequeño estudio para concentrarse en el examen.

Muy apenada, la señora Neuer solicitaba la ayuda del recién gradua-do para revisar a su hija Sonia, que tenía vómito y diarrea desde la ma-drugada. Laila interrumpió a su esposo con cautela para transmitir el mensaje. A regañadientes, Sergio cerró el libro de medicina interna en el capítulo de enfermedades neurológicas, se acabó el café de un trago y salió con la ropa arrugada y sin peinarse para auxiliar a sus vecinos. La buena mujer, sintiéndose inoportuna, no paraba de justificarse mientras descendían juntos la escalera.

El departamento en el segundo piso era una copia en espejo del suyo, y Sergio se dejó acompañar hasta la habitación de las señoritas Neuer tratando de ser cortés. Los ojos y la sonrisa de Sonia lo deslumbraron como si hubiese entrado en una atmósfera incandescente. Yacía pálida en su cama con un bote de basura maloliente a un costado, lleno de Kleenex y jugos gástricos.

El joven doctor se inclinó para explorarle el abdomen y descubrió una piel tersa, salpicada de vello translúcido, que se grabó de inmediato en sus sentidos. El cabello oscuro de la chica flotaba en la almohada ante sus ojos atónitos y a cada gesto de dolor cuando la palpaba, su voz virginal lo cautivaba más. Tomó el pulso de la chica, y se quedó sintiendo el peso de su mano varios minutos, embelesado.

Cuando emergió de esa habitación, era otro. Había tocado a Scheherezade y ninguna noche a partir de entonces sería tranquila. Regresó a su estudio y no se pudo concentrar en varios días. La figura de esa muchacha le había despertado un sentimiento que trazaba alguna distante genealogía. Podía imaginarse a su lado, recorriendo las aguas y desiertos de Oriente Medio, criando una familia bajo palmeras de dátiles, con el sol refulgiendo en la piel de esa recién descubierta musa, suavizada por sus caricias, anhelante de sus besos.

La vida los separó, no obstante. Él se sumergió en su especialidad como un marinero ávido de surcar cada océano y ella se casó con un hombre anodino, al que Sergio le reprochó su irrupción, misma que aceptó con impotencia y cierta neutralidad. Sonia desapareció de su vida como presencia física, pero se quedó grabada de manera indeleble en cada ascenso y penuria que le acarreó el destino.

Por casualidad, la volvió a ver dos décadas después en un encuentro demasiado breve. Ella lo buscó en su consultorio para pedir consejo respecto de un problema de vesícula y Sergio, nuevamente deslumbrado por sus ojos esquivos, se contuvo. Hubiese querido decirle cuánto la amaba, cuánto deseaba retenerla para remontar tantos años de ausencia, cuánto quería zambullirse en sus brazos… pero se limitó a explorar de nuevo su abdomen y prescribir dos medicamentos para corregir su digestión, instándola a no operarse.

Aunque supo de ella a través de su tía, paciente a quien atendía con regularidad y que lo mantenía al tanto de la familia Neuer, dispersa en el continente, Sonia volvió a escurrirse en otra noche impenetrable. La infección por coronavirus, veinticinco años después de aquel encuentro prístino, vino como un hito a condenarlos.

En su devoción como médico de emergencias, Sergio se empleó en su antiguo hospital de atención pública. Lo asignaron a una sala reconvertida en terapia intensiva, corta de insumos y con equipo de protección personal deficiente. Se debatía entre tormentas y ahogos junto a siete enfermeras pobremente calificadas. Los fallecimientos eran la norma, así como los pocos pacientes que recuperaban el aliento era la venturosa excepción de cada semana.

Cerca del trigésimo día de atención desenfrenada, nuestro cirujano experimentó una tos frecuente asociada con dolor de cuerpo y extraordinaria fatiga. Pensó de momento que se trataba de un exceso de trabajo, que había consumido gradualmente su energía. Hipertenso, tal vez había olvidado tomar sus dosis de Telmisartán esa mañana. Se acercó a su colega Iván, jefe de cuidados críticos y le pido que lo examinara. Su frecuencia estaba en 95 latidos por minuto y la oximetría de pulso mostraba un 87 insuficiente. La orden de hospitalizarlo se giró con premura.

El resto de esta historia debe quedarles un tanto opaco. Muchos médicos murieron durante la pandemia, en países con recursos que se hicieron cada vez más exiguos por la saturación de los hospitales. La lección es que nunca debemos confiarnos ante un nuevo enemigo y, además, muy particularmente, no dejemos que el amor pase errabundo como un río que ya no vuelve.

Of mice and men*

Nos sentamos por unos minutos afuera de la sala de terapia intensiva, tratando de recuperar el aliento y distraernos de la presión de salvar apenas a unos cuantos. Zoe tenía entonces veintiséis años y era una joven radiante, coqueta y capaz de recitar poemas de W.B. Yeats con una dicción pasmosa. Encendí un Camel (estaba tratando de dejarlo) y me alejé unos metros. Ella se cruzó de brazos y me preguntó a qué dedicaba mis pocas horas de asueto.

Corrían tiempos de escasez y el deporte era un lujo reservado para aquellos que pertenecían a clubes o sociedades aristrocráticas. Le respondí con cierta pena que me gustaba escribir y recorrer los museos de aquella ciudad adoptiva. Se burló de mi respuesta pretenciosa y me citó al salir de la guardia para mostrarme algo inusitado. Esa tarde me llevó al crematorio de Golders Green, cuyo jardín estaba salpicado de tulipanes, fiel anuncio de una primavera en ciernes. Hechizado por el color que desplegaba esa luz oblicua sobre sus ojos castaños, no me contuve y la besé frente a la urna que guarda los restos de Sigmund Freud. Me pareció un lugar emblemático (nunca he sido afecto a las pompas fúnebres) para declararle mi ternura. Ella se desprendió de mi abrazo, mirándome con desconcierto, por lo inesperado de mi reacción, tan flemático como era. Dispuso que, si realmente la quería, y no se trataba de un mero arrebato erótico, podría visitarla esa noche y formalizar mi propuesta.

* Mi título está basado en la novela homónima de John Steinbeck que a su vez lo toma del poema "A un ratón" de Robert Burns, cuyo penúltimo párrafo dice así: "But, Mousie, thou art no thy-lane,/ In proving foresight may be vain;/ The best-laid schemes o' mice an' men/ Gang aft agley,/ An' lea'e us nought but grief an' pain,/ For promis'd joy!" [Mas ratón, tú no estás solo, tal cándido presagio acaso vano; los planes mejor trazados de ratones y hombres, con frecuencia se dislocan; nos dejan solo pena y dolor, ¡a cambio de la dicha prometida!]. La referencia completa de este ilustre poema en escocés es: To a Mouse, on Turning Her Up in Her Nest With the Plough, November, 1785.

Solo tenía un amigo inglés, a quien había conocido por accidente en la costa del Caribe durante un congreso, así que, haciendo alarde de ingenuidad, lo llamé tan pronto volví al departamento. Me sentía además cohibido por mi escaso armario, donde colgaba ropa de trabajo, camisas con los puños incipientemente roídos y dos corbatas pasadas de moda. Mi colega y a la sazón mentor, John Saunders, me indicó que a las chicas londinenses les agradaban los halagos, pero no la fruslería, así que me recomendaba andarme con pies de plomo.

Decidí comprar un ramo de rosas, que por cierto quedaba por encima de mi presupuesto como becario, pero quería causar una buena impresión. Para mi sorpresa, la dirección pertenecía a una amiga de Zoe, y se celebraba una reunión a la que ella me había invitado de manera informal. Me sentí bastante torpe cuando me abrió la dueña de la casa y me hizo pasar a una sala donde unas quince personas me miraron con meditada deferencia. Rastreé con ojos inquietos a Zoe y la encontré en una esquina charlando desinteresada con una enfermera que había visto en el ER del Hospital Saint Thomas varias veces. Me acerqué esquivando extraños y me quedé de pie frente a ellas "como novia de pueblo" —solemos decir—, esgrimiendo una sonrisa tímida.

Mi amada en potencia levantó la vista y soltó una carcajada, con esa risa pícara que llegué a reverenciar pasado un tiempo. La velada se extendió gracias a la provisión de licor que traía cada invitado. Al principio, yo bebí con disimulo, pero a medida que la noche se alargaba, me dejé arrastrar por la embriaguez que nos unificaba en una ocurrente tertulia. Hacia las dos de la mañana y francamente decidido a demostrar mi enamoramiento, seguí a Zoe a la cocina cuando se levantó para traer agua a sus amigos. Ahí me acerqué de golpe, la abracé por detrás y la hice girar hacia mí para besarla con la intensidad que anticipaba. Al hacerlo, metí las manos por debajo de su suéter y acaricié la piel tibia que impregnaba mis deseos. No he olvidado esa sensación prístina de recorrer su espalda y despertar en ella un repentino escalofrío. Fue tan efímero y tan circunstancial, que cuesta transmitir la impresión que provocó en mi alma. Un recuerdo íntimo que no tiene paralelo, quizá porque uno deposita toda su expectativa juvenil en ese acto de erotismo cargado de candor y arrobamiento.

La seduje en el metro ("Underground" que aún hoy me resulta impertinente), e hicimos el amor en un hotel de mala muerte cerca de la estación Victoria y en su pequeño departamento por aquellas escasas tardes de intimidad donde el estrecho catre era nuestra suite nupcial. Le compartí mi pasión por el arte moderno, en especial los expresionistas alemanes, que disfrutaba a tientas conmigo, seguramente más por complacerme que por un genuino despertar estético.

Nuestro romance fue brevísimo y de una intensidad conmovedora. No pudimos despedirnos. Ella decidió aceptar una posición docente en Norteamérica y yo me quedé a terminar el doctorado frente el vaivén del Támesis y el reflejo vacilante de las casas del Parlamento.

Antes y después de todo eso, solía ascender al cuarto piso, donde estaba la sala de juntas y el laboratorio, habituado a ese tufo rancio de la soledad y la nostalgia. El trabajo era desigual porque a los extranjeros se nos exigía una cuota de superación implícita a cambio de un reconocimiento sin promesas. Pese a la distancia cultural, hice una entrañable —si bien condicionada— amistad con un colega de Cerdeña, un australiano de Noosa Heads y una galesa poco ortodoxa, que gozaba de un humor hiriente y que fungía como la lideresa tácita del grupo.

Siempre que viajábamos a algún congreso, adoptábamos dos reglas de oro: reunirnos por la noche para intercambiar impresiones y estrategias de investigación en nuestros campos de interés (una suerte de espionaje profesional del que alardeamos) y, en segundo lugar, probar las bebidas locales sin el menor reparo. Así transité por países de Europa del Este en aquella época —que ahora nos parece tan remota— cuando Checkpoint Charlie, el castillo al que alude Kafka o las orillas del Danubio que parten Budapest eran blasones codiciados por prohibidos. Probé por supuesto el Schnaps más barato de Alexanderplatz, tres o cuatro pilsners memorables y el empalagoso Tokaji Aszú, que nadie quiso importar a casa.

Hace pocos años, me reencontré con Tommaso, mi compañero sardo, que en calidad de profesor dirigía un curso de ventilación asistida en una Praga resucitada del estalinismo. Salvo las canas, mantenía su actitud fresca pese a que la disfrazaba con un vestigio de autoridad, impropia de su corta estatura. Tengo la impresión de que siempre le resultó incómodo bregar mirando hacia arriba. De cualquier modo, nos une una historia fraternal y dispusimos de un instante para mostrar cordialidad, o casi un interés presuntamente renovado. Me dijo entonces que Molly había fallecido de un cáncer de colon. Cuando se hizo el diagnóstico, su tumor la había sembrado de metástasis y no quedaba remedio alguno. No supe qué decir. Creo que emití un "lo lamento mucho" bastante inútil porque no apelaba a nadie que lo recibiera.

Esa noche la recordé en su descarado ingenio y con aquella frase que largó burlándose de los sureños norteamericanos que presumían de sus mansiones "ancestrales". La casa de mi abuela las duplica en longevidad, me confió, imitando el acento que tanto odiaba. Como esa, tuvo innumerables salidas, que enmascaraban una insondable amargura; de ahí su soltería, ansiando la reciprocidad de Tommaso, que nunca llegaría, y me atrevo a decir que también el origen de la mutación que segó su vida.

Acaso porque ahora mismo tomo un descanso (en efecto, dejé de fumar hace tres lustros) y me dedico a tratar enfermos críticos que caen abatidos por este nuevo virus —la muerte rondando su cabecera—, que tales recuerdos vuelven a acosarme. Fuera de unas cuantas cicatrices, quizá las más profundas en el alma, la vida ha sido generosa conmigo y con los míos. Hallé de nuevo residencia en un país que, pese a sus dilemas y desigualdades, ofrece recompensa justa al trabajo honrado. Aquí he visto nacer y florecer lo más preciado de mi germen, acudir y alejarse amigos o enemigos, así como enterrar con devoción a mi progenie.

Hoy las jornadas discurren con acritud por tanto dolor innecesario. Pero es la lucha lo que nos incentiva y ennoblece. De forma contrastada, Zoe y Molly, cada cual a su manera, dejaron una huella que me hace hoy más humano y me devuelve la confianza en un futuro que habremos de cuidar con más denuedo.

Una supuesta normalidad

A medida que la humanidad registra cinco millones de casos de covid-19 y sufre la muerte de 330 000 —la mayoría de estas en silencio y rodeadas de máscaras anónimas— se habla de un proceso gradual de restitución.

Restitución del orden, de la movilidad, de la vida pública a tientas y a distancia. Durante doce semanas (en algunos países aún más) los negocios se cerraron, las sillas de los restaurantes se invirtieron, los cines quedaron a oscuras y las playas vieron pasar las olas sin risas ni chapuzones. Las plazas permanecieron abandonadas los domingos y los parques ajenos al público, con sus perros confinados, sus pájaros y ardillas ajenas al barullo. Se detuvo la producción, el comercio, el tráfico y la algarabía, en una parálisis sin precedentes.

Si bien rondaron los escépticos y los profetas del Apocalipsis, la mayoría de la gente se tomó en serio la pandemia y se recluyó confiando en que este diminuto enemigo acabaría por disiparse. No hay tal. Apenas estamos emergiendo de la primera revolcada.

Sin ser médico de trinchera, he podido atestiguar cómo este coronavirus invade el organismo de los más endebles, secuestra sus pulmones y su aliento, imprime un tinte terroso en el rostro demacrado y agota, succionando la energía y el hálito de vida de quien lo padece. Los casos poco sintomáticos —que afortunadamente son los más—, resultan un verdadero alivio. Pero estamos cerca del final de la primavera y los decesos se siguen acumulando. El optimismo que ha reinado en las comunicaciones oficiales se hace cada día más exiguo y la vuelta al ritmo habitual citadino o rural parece cada vez más distante.

En medio de toda esta incertidumbre, los gobiernos claman por una "nueva normalidad" que presupone el restablecimiento gradual de la educación, el comercio y la movilidad cotidiana, con ciertas restricciones

para lo que se denominan "actividades no esenciales". Es un criterio am-
biguo, por supuesto, porque para un funcionario público podría no ser
esencial vender jugos o fritangas cerca de su domicilio, pero para un ciudadano de a pie en la precariedad del Tercer Mundo, eso es justamente la
razón de su existencia.

Desde una perspectiva básica, cabe preguntarse cómo se logrará el
retorno gradual de las actividades económicas en una sociedad tan in-
terconectada mediante un sistema de servicios, intermediarios y flujo de
capitales que mantiene apenas la supervivencia en un país zanjado por
tantas desigualdades. ¿Se le puede prohibir a los taxistas, las sirvientas, los
limpiabotas o los vendedores ambulantes integrarse a la vida social esperando su turno? Desde mi ventana, donde atisbo tres puestos de alimentos perecederos, una florería (que no ha cerrado) y un sitio de autos de
alquiler, tal propuesta me parece bastante ilusa.

Piensen por un momento en los diversos estantes improvisados que
se colocan en las salidas del Metro, las paradas de autobuses o afuera de
las oficinas de gobierno con sus tortas, tamales, carnitas humeantes y dul-
ces de todos colores. Será imposible mantenerlos a raya una vez que se
restituya el funcionamiento de sectores como la construcción, la admi-
nistración pública y la fabricación de insumos. Ningún poder de persuasión logrará que la vendedora de aguas frescas o de atole se quede en su
domicilio esperando la señal de arranque, mientras sus competidores ob-
tienen las escasas monedas que se derramarán desde el día uno poscon-
finamiento.

El fenómeno predecible, como es obvio y ya ha sucedido en otras latitudes, es que los contagios van a recrudecerse. Algunos países del lejano
Oriente se han visto obligados a echar marcha atrás en sus medidas de
relajación a la luz de un repunte de infecciones. ¡Por supuesto! Todo virus se transmite de persona a persona, no está calladamente esperando en
las calles o los edificios a que el clima lo despierte. Recordemos que se
replica en organismos vivos y, en cuanto estos se encuentran disponibles
y sin inmunidad previa, el Sars-CoV-2 vuelve a saltar de un individuo a
otro para prevalecer y continuar su estrago.

Me temo que es ingenuo suponer que la "sana distancia" se va a mantener en el transporte público, las fondas o los mercados itinerantes. Una
vez que se da luz verde para el intercambio social y económico, máxime
en megalópolis como las capitales latinoamericanas, la diseminación de la
epidemia resurgirá sin obstáculos. Los tapabocas y mascarillas hechizas pueden simular un cierto control, pero recuerden que estamos lidiando con un

enemigo invisible que buscará todos los orificios y contactos humanos para reproducirse e infectar a los que estaban alejados previamente.

De otro lado, esta paranoia que nos han infundido las noticias y las redes sociales, y más aún, el rumor de muertes tan cercanas, hará que tan incierta normalidad tenga matices peculiares. Con ello quiero decir que la sociedad en general se mostrará reticente para cualquier cercanía. Estaremos esperando que los restaurantes interpongan mesas vacías para antojarse seguros. Los teatros y cines se verán semivacíos y transitaremos por sus pasillos protegiendo nuestras palomitas con dos manos para evitar que el aliento de nuestros vecinos las contaminen de veneno. La costumbre de besarse ante un saludo cordial será vetada, y los codos sustituirán al estrechar las manos como un saludo prudente y resentidamente fóbico.

Puedo imaginar la profusión de obsesivos lavándose las manos a cada oportunidad y, además, obligados a coincidir en los lavabos o baños públicos contrario a su mejor juicio. Agotaremos las reservas de desinfectantes, hipoclorito y gel de alcohol cada semana, en un intento vano por ahuyentar al virus que repta en nuestros árboles respiratorios. Propiciaremos reuniones por Zoom (aplicación que se ha enriquecido monumentalmente en dos meses) y las fiestas multitudinarias que gozábamos de adolescentes serán cosa del pasado.

¿Cómo conquistarán nuestros nietos a sus contemporáneos? El juego de la botella, del teléfono descompuesto o la intimidad de los llamados "antros" estarán prohibidos hasta que no estemos todos vacunados o la inmunidad de manada se haya cubierto con suficiente amplitud. A este respecto, me permito aclarar el concepto que me parece que no ha quedado claro en la mayoría de nuestros conciudadanos. Me explico: cuando ocurre una nueva infección por un germen que era desconocido para la humanidad, los contagios se van sucediendo al ritmo que dicta la aglomeración de las comunidades o la tasa de replicación del bicho. Quienes están más cerca de los enfermos graves, por supuesto tenderán a infectarse más agresivamente y más rápido, como ha sucedido con los valientes médicos y enfermeras que están en la primera línea de batalla. Poco a poco, a medida que se infectan los más sanos y se desplaza la infección de puerta en puerta, se van creando focos rojos de contagio, que pueden aislarse (como se intentó en Corea del Sur, Japón e Indonesia) pero eso solo retrasa la inmunización (la adquisición de resistencia a la nueva enfermedad), no la detiene del todo. Ya señalaba yo más arriba que este virus, como cualquier otro, requiere mamíferos y ciertos receptores celulares, para invadir y reproducirse. En tanto esos organismos vírgenes estén disponibles, el coronavirus viajará más temprano que tarde y los colonizará. Si se trata de personas jóvenes y sanas, la infección pasará más o menos como una gripe fuerte, una diarrea autolimitada o una pérdida transitoria del olfato. De modo que gradualmente la población se irá infectando con mayor o menor impacto clínico. La estimación gruesa es que se requiere que dos terceras partes de un país o una región se contagie para alcanzar cierto equilibrio epidémico. Desde luego, caerán los más débiles y tendrán que ser hospitalizados los que debuten con una complicación sistémica, pero la mayoría se irá contagiando pasivamente y establecerá una cortina de inmunidad que implica que "la manada" ha adquirido defensas para mitigar la infección masiva. Naturalmente, para que eso ocurra tienen que exponerse casi todos los que habitan en ese país o región, y eso implica que los más viejos y los más vulnerables pueden morir.

No dejo de pensar en esos agradables personajes de la tercera edad que nos ayudaban a empacar las compras en los supermercados o que cumplían labores menores en las iglesias, los centros de recreación o las oficinas. ¿Qué será de ellos y cuándo podremos disfrutar su compañía de nuevo? ¿Cuándo podremos asistir a estadios o centros comerciales sin sentir que pulula un asesino? ¿Y respecto de los hoteles de paso y los cotilleos a contramano? ¿Dónde podremos llevar el secreto de nuestro amor o nuestras seducciones sin ser desterrados? ¿Podremos resguardar o sacar a pasear a nuestros familiares con la confianza de que no caerán fulminados al instante?

Tanto como todos mis lectores, yo quiero ver florecer mi ciudad con júbilo y frivolidad; me encantará ver a los niños correr en las plazas y parques como si les hubiesen otorgado un derecho único para explotar la vida. Deseo volver a mojar los pies en la arena húmeda y tomarme un vino fresco con un par de amigos para burlarnos de todo lo que es nimio e importante. Pero mi pronóstico no es tan halagüeño, lo lamento.

Lo "normal" si así queremos denominarlo, es que una infección viral *de novo* requiere al menos unos años para estabilizarse. Vendrán oleadas funestas —dos o tres calculan los expertos— antes de que una vacuna introduzca artificialmente anticuerpos que neutralicen al Sars-CoV-2, o bien que la población joven en su mayoría se haya contagiado para que el virus se asiente en las comunidades y ya no diezme a los ancianos y a los enfermos crónicos.

La situación actual, sin embargo, es que seguirán los contagios, curvas epidemiológicas mediante, y habrá que tolerar la pérdida creciente de propios y extraños con dolor e impotencia.

La enfermedad que bautizamos como covid-19 llegó para quedarse. Se prolongará seguramente hasta el 2022 o 2023 si nos va bien, pero no esperen milagros ni condiciones amables. Es una lucha por la supervivencia y deberemos confiar en nuestra sabiduría y creatividad científicas, tanto como en nuestro sentido de solidaridad, para crear eso que han dado en llamar "la nueva normalidad".

Una fábula contemporánea

Fieri non sineres vane, memento mori

La luz oblicua tiñe las paredes de palacio. Camino siete metros atrás del emperador, quien pasea y dialoga con su asesor en salud, el príncipe heredero. Este no lo sabe aún, pero se rumora en los pasillos que será su primer ministro una vez que se resuelva la epidemia. Es ligeramente más alto que el mandatario, pero encoge los hombros con pericia para no excederlo en estatura y seguir a su lado. Más aún, el joven viceministro ha elegido su vestimenta con cuidado a fin de no opacar en nada a su mentor. Eso lo hace, a nuestros ojos, un candidato ideal.

Repasan la estrategia que presentarán ante la prensa esta tarde y escucho apenas los lineamientos que dicta el señor (así nos dirigimos hacia su majestad en privado, sin mirarlo), poniendo énfasis en mostrar las bondades de su gobierno y el control absoluto que tiene el imperio sobre los enemigos que lo acechan. No puede ser menos con este microorganismo que él ha decretado que infecta a los opositores y a quienes no se pliegan cuando transita su augusta procesión. Ya lo ha repetido públicamente hasta el cansancio: este bicho no contagia a los niños porque solo la inocencia y su bendición como padre de la patria los protege.

Al cabo de 25 minutos escasos de recorrer los balcones, como lo hiciera su abuelo —intima el emperador, haciendo gala de señorío—, el viceministro se despide con una caravana y compruebo que está sudando. No es fácil ocupar ese lugar privilegiado tan cerca de la divinidad. Tal como me han preparado, le entrego una toalla limpia y espero sus indicaciones para montar la escenografía de esta jornada. Todo lo explica con ese tono expedito y galante que lo caracteriza. Desde luego, inclino la cabeza y me mantengo a distancia prudente sin pestañear.

—Hoy vamos a invitar a los expertos en obstetricia —me dice, con acento ceremonial—. Mi jefe (él puede darse el lujo de esa verticalidad) quiere enfatizar el amor que tenemos por las madres y su progenie. Consigue una partera y dos ginecólogas, no muy guapas, pero tampoco feas, que resulten acordes al sentir de las mayorías.

—Sí, señor viceministro, sus deseos son órdenes.

—Adviérteles que deben vestir con recato, y no traer joyas o aretes vistosos. No quiero que deslumbren a nadie ni que transmitan una imagen de superficialidad.

Me limito a asentir y a doblar una rodilla, en señal de aquiescencia. Cuando estoy por retirarme a cumplir sus mandamientos, me detiene con una admonición.

—¡Ah! Y no olvides que la presentación teatral debe ser intachable; no quiero errores en los cartelones o en las candilejas. Les pago para ser precisos y mantenerse ocultos. Una equivocación como la de anteayer y los despido a todos. ¿Está claro?

Su voz varonil me hace temblar pero esta vez contesto con vehemencia:

—Señor, no habrá imperfectos ni omisiones; cuente conmigo (y vergonzosamente se me escapa un gallo en la penúltima sílaba).

—Más les vale —sentencia con desdén, alejándose detrás de un muro.

En pocos minutos estoy en los sótanos del palacio orquestando y revisando los últimos detalles de la presentación. Directores, actores y tramoyistas se alinean en sus puestos para el ensayo general tras bambalinas. La ausencia de dos escenógrafos y otros tantos iluminadores se hace evidente con un hueco que no pretendo ignorar ni taparlo entre tal multitud. Después de someterlos a varias tandas de azotes y asegurarme con ayuda de la guardia pretoriana que no servían a intereses terroristas, los corrí de los dominios palaciegos, sin paga y advirtiéndoles que serían encarcelados de por vida si intentaban regresar. En este caso preferí abstenerme de la tortura porque, ciertamente, la falla de una de las cámaras no ameritaba tanta violencia.

Tras formarlos de tres en fondo, reviso su pulcritud, la vestimenta de cada uno (no admitimos mujeres en funciones clave) y repaso las diversas responsabilidades que tienen en secuencia una vez que se recorra el telón. La consigna de mantenerse aislados —precisamente a un metro sesenta y dos centímetros de la persona más próxima— se aplica a todos: personal de escenografía y utilería, reporteros, sirvientes y testaferros. Los únicos que están exentos, por obvias razones, son el viceministro y sus ayudantes, que él dispone a última hora según quiera impresionar a su auditorio. Todos los involucrados sabemos que es una puesta en escena fundamental para acrecentar la credibilidad de nuestro gobernante. Por eso se repite con cierta periodicidad, sobre todo cuando se descompone el sentimiento popular, mismo que registra nuestro servicio secreto con monitores en todas las ciudades y redes sociales.

Hace unas semanas dos periodistas, uno de ellos disfrazado de bufón, montaron una parodia que se difundió por varias plataformas; creo que Instagram, Facebook, Tik Tok y otros medios sediciosos. No lo pudimos contener a tiempo, pecado capital que obligó a inhabilitar a la mitad del personal de la Dirección de Seguridad Cibernética del Imperio (Diseci). Pero eso sí, estamos a punto de secuestrarlos y someterlos a una sesión de electrochoques que nunca olvidarán. Cómo ha dicho el señor, este es un país libre y todo ciudadano tiene derecho a expresar sus opiniones (siempre que no se oigan, claro está).

El gran salón imperial se ha adaptado para las audiencias vespertinas que se transmiten por todos los canales de radio y televisión sin interrupciones. Las empresas han aceptado (mediante amenaza de cierre, cuando no fueron "dócilmente persuadidas") cancelar su publicidad en esa hora sacrosanta a cambio de algunas concesiones mediáticas. Es ante todo un ejercicio de "ganar-ganar" como ha señalado acertadamente el ministro de Extranjería y Diversidad Racial, previa consulta con su contraparte de Desarrollo y Procesos Normativos, quien trabajó en una televisora antes de acceder al gobierno de nuestro bienaventurado emperador. Para aquellos que gozamos del resplandor divino, no cabe duda de que todas las aristas están cubiertas. La autocracia no puede permitirse deslices o hendiduras.

Por fin, a las diecisiete treinta y uno en punto, ni un segundo más o menos, el cortejo sanitario hace su entrada al recinto de recepciones públicas. Es de suyo un espectáculo; el viceministro siempre a la cabeza, seguido de las damas convidadas, para imprimir un toque de caballerosidad. Después acceden sus asistentes más cercanos: el Gestor de Estadística y Agrimensura (cuyo acento canario a veces lo delata) y el Gestor Auxiliar de Propuestas Certeras, bastante apocado como atañe a su categoría, quien es también burócrata sin cartera de la guardia pretoriana. A este último le corresponde ofrecer un informe detallado de las congregaciones y desplazamientos permitidos a nuestros súbditos. Cómo pueden ustedes suponer, solo se autorizan aquellos que están sancionados por la Formación para el Fervor y Ensalzamiento del Emperador (FFEE), pese a que nuestra majestad ha manifestado su distancia ideológica con tales fanáticos.

El ingreso de los funcionarios es fastuoso, pero se le ha prohibido a la prensa aplaudir u ovacionarlos, para no dar una impresión falsa de sometimiento.Varios periodistas disidentes son admitidos de tanto en cuanto, para convocar asimismo ese sello patriarcal de tolerancia que hace de nuestro imperio un ejemplo para todo el mundo. La proverbial elocuencia del viceministro inaugura la sesión. Una vez hecha su introducción, siempre la misma, para dejar constancia solemne, cede la palabra al gestor en turno. Este, a quien le está impedido llevar peluca o casaca imperial para evitar su envanecimiento, se desplaza al centro del escenario y, luego de pedir permiso con merecida adulación al viceministro, emite su edicto haciendo pausas para conferirle vigor y carácter. Es verdad que abusa de los adverbios para acentuar sus oraciones, pero jamás cuestionaríamos su afectación para acomodar las cifras y los acontecimientos recientes.

—En las últimas setenta y dos horas hemos observado una estabilización de los contagios a lo largo y ancho del imperio, de tal forma que nuestro abanico tonal está surtiendo efecto —señala con voz enfática—. Justamente (perspicaz adverbio) se han contagiado los deshonestos, algunos criminales y quienes violaron la ley de comedido confinamiento.

Entre la concurrencia se advierten susurros de asombro y admiración, si bien nadie osa interrumpirlo (la mirada vigilante del viceministro está en todo).

—Confiamos en que la población podrá salir de sus casas paulatinamente a partir de la orden que anunciará el Consejo de Ministros por los medios oficiales.

En este punto los susurros se hacen más audibles, porque tal aseveración le compete de manera exclusiva al viceministro quien, con sobriedad, se gira a verlo en actitud reprobatoria. El susodicho tartamudea, deja caer el edicto y, si no fuese porque yo acudo al rescate, podría haberse orinado en público. Con estudiada destreza, lo retiro amablemente del podio, finjo que el micrófono tiene una falla técnica y le digo al oído que anuncie que se ha presentado una emergencia sanitaria y que se ve obligado a dejarle la palabra a su patrón. Así lo hace, para sosiego de todos cuantos organizamos el tinglado.

Conforme con la salida intempestiva del usurpador, el viceministro se incorpora, se estira y ajusta la casaca (este sí), y retoma con fluidez los datos, siempre objetivos, siempre exactos, que sus auxiliares en matemáticas y creatividad han confeccionado.

Las cifras son contundentes: mediante un rastreo hecho en siete coordenadas para todo el territorio, se han podido documentar cada día menos contagios y son ínfimas las "deplorables" defunciones (aquí procura un dejo de consternación).

—Lo que es lamentable es que se dediquen a contar cadáveres y a promover ese jueguito de colores que cambian a placer —escupe una reportera del diario *La Nación Rebelde*, a quien tenemos bien identificada. Así que de inmediato giro instrucciones para removerla de la sala, evitando el desorden.

Sí, ya sabemos que los detractores, que nunca faltan, aducen que no se puede confiar en estos números si se formulan desde dos centros financieros, el Palacio Imperial, el Ministerio del Interior y tres enclaves turísticos. Pero esas son habladurías para desacreditar al gobierno que, no obstante, en un gesto magnánimo, no las ha reprimido del todo y prosigue su labor científica y documental con el apoyo de las masas.

La ponencia resulta impecable, dan ganas de erigirse en una ovación unánime, pero callamos como concierne al protocolo y dejamos que introduzca a las doctoras y a la partera que amenizarán el resto de la función. No habrá lugar para preguntas, por supuesto, aún cuando tengo una lista preparada, porque esta particular representación debe ser rotunda y mostrar al planeta lo asertivo e incluyente que es nuestro benévolo mandatario.

Exactamente a las seis veintinueve y con los rayos de un sol discreto esfumándose por las cornisas, el viceministro da por terminada la conferencia con la promesa de que en la próxima oportunidad traerá al ministro de Extranjería, para aclarar qué se hará con los inmigrantes. Este hombre colosal, de voz estentórea, se planta de tal manera que suscita la idolatría de propios y extraños. A mí también me fascina verlo aproximarse al estrado y erigirse en portentosa autoridad (aunque admito que el emperador lo resiente con cierta desconfianza; me ha tocado escucharlo tras algunas puertas).

Cómo se imaginarán, es perfectamente lógico que estas personalidades pierdan piso; son formidables, todos y cada uno de nosotros los veneramos. Incluso hay quienes se arrodillan a su paso en los jardines del palacio y he visto —puedo jurarlo— sufrir vahídos a algunas de las doncellas del Egregio Servicio Doméstico Imperial (ESDI) cuando las interpelan. Más de una me ha confesado que son "fans" del viceministro y que darían su vida por una selfie con él. Por supuesto, yo desestimo esas frivolidades con un severo ademán porque sé, en el fondo, que somos solo unos cuantos los verdaderos elegidos.

Malsana instancia

Se anuncia con estruendo la temporada de lluvias y quizá algunas tardes lavarán los efluvios malignos que ahora nos invaden. Entretanto priva el desconcierto y la inquietud ante la decisión de romper los candados oficiales.

Las cifras que expone cada noche nuestro zar de la pandemia (como lo denomina la prensa extranjera) no cuadran con la realidad. Tampoco sus pomposas diapositivas reflejan la desconfianza generalizada.

En los últimos días de mayo se han declarado "confirmados" más de tres mil casos por día y cerca de trescientos cincuenta decesos que, como reza el susodicho, no reflejan la verdadera magnitud de la catástrofe que se cierne sobre esta ciudad aglomerada. Incluso lo hemos visto emplear un lenguaje cada vez más rebuscado, que intenta mitigar la obviedad de una curva siempre en ascenso y que se niega a dejarse aplanar.

Las noticias perturbadoras se suceden por igual en razón directa con el carácter recurrente de contagios y de muertes. Permítanme explicarlo:

No hay certeza en las pruebas serológicas que se preconizan como el supuesto "pasaporte" contra covid-19, dado que tienen un margen de error que varía de 15 a 50 por ciento. Esa tasa de falsos negativos es inaceptable. Mientras no tengamos pruebas confiables que detecten anticuerpos IgG en cantidad abundante (similar a lo que se hace con Citomegalovirus o EBV) a la par que una IgM negativa o desdeñable, tales pruebas son una moneda al aire.

Además, con la escasa aplicación de pruebas diagnósticas en México (único país que se ha dormido en sus laureles con la llamada "vigilancia centinela"), estamos navegando en un mar de sargazos y arrecifes. No sabemos quiénes ni cuántos están infectados a nuestro derredor y el filtro con el que le hacemos frente a la epidemia es un magro pedazo de tela, guantes desechables y nuestra cortina de ingenuidad.

Estamos hartos de conocer y repetir los síntomas tan dispares que caracterizan a esta nueva enfermedad. Parecería que no respeta géneros, edades, credos o fronteras, y que donde se asienta promueve ruina y desolación. Han sido meses de obsesivo seguimiento a un enemigo implacable cuyo rostro se nos escapa pero que sabemos que nos amenaza desde cualquier rincón, hagamos lo que hagamos.

La perspectiva de una vacuna de aplicación global se ve todavía muy distante. Eso pese a que compañías como Pfizer, CureVac, Inovio y Novavax, entre otras, han lanzado sus campanas al vuelo y la prometen para octubre. Más aún, los inicuos gobiernos de Estados Unidos e Inglaterra se han declarado abiertamente contrarios a la distribución universal de una vacuna eficiente. Dicho en breve, les interesan mucho más las ganancias millonarias que obtendrán de sus industrias farmacéuticas que las vidas que podrían salvar. Es decir, no han aprendido nada de esta crisis y, por el contrario, vuelven a mostrar los dientes y su voracidad.

Azuzados por la debacle económica, numerosos gobiernos están abriendo puertas y ventanas para reactivar la producción y el comercio. El nuestro es uno de ellos, pese a la gama de colores oscuros que entintan sus mapas sanitarios cada noche. En buena medida, eso equivale a favorecer una "inmunidad de rebaño" velada, porque todos los que estaban confinados en burbujas higiénicas se irán infectando paso a paso. Los ejemplos abundan: si más gente se expone, es obvio que más gente se infectará.

Aunque se ha repetido hasta el cansancio que se trata de una viremia bastante inocua es una viremia bastante inocua, las personas susceptibles la pasan muy mal. En mi propia práctica, los enfermos acuden con una hipoxia silenciosa (entre 65 y 80 por oximetría de pulso), abatidos sí, pero notoriamente íntegros. Sorprende que llegan con taquicardia más que otros datos de compromiso cardiopulmonar y sus pulmones se muestran repletos de lesiones neumoníticas. La exploración revela invariablemente abundantes estertores, algunas sibilancias y un estado de fatiga muy conspicuo. Atendiendo a los conocimientos fisiopatológicos de esta nueva enfermedad y en ausencia de Remdesivir para la mayoría de los pacientes ambulatorios, el manejo óptimo que he implementado es anticoagularlos, suplementar su oxigenación al máximo, corregir las anomalías metabólicas subyacentes y cruzar los dedos.

Esta es buena parte de la realidad cotidiana de quienes habitan las franjas marginadas de nuestra sociedad. No pueden pagar medicina privada, carecen de seguridad social y los pocos hospitales que podrían recibirlos a un costo asequible están saturados. Lo que resta es encomendarse a sus santos, a la suerte de llegar a tiempo y a la pericia de alguno de nosotros dispuestos a ayudarlos.

Por supuesto, están rodeados de agonía. Uno de mis pacientes me comentaba cómo han fallecido en su calle cuatro personas de distinta edad, sin atención médica y contaminando profusamente su entorno. En esos parajes las cifras no importan, las medidas o estadísticas que presume el gobierno son irrelevantes: la muerte acecha y toca cualquier puerta, a cualquier hora.

Tal como ha escrito con lucidez la doctora Rachel Clarke: "La verdadera métrica del éxito frente a esta pandemia es el número de muertes que se pueden prevenir. El objetivo de nuestra respuesta al covid-19 no es el aplanamiento de curvas, realzar las noticias o publicar flamantes encabezados, proteger los sistemas sanitarios o inventar ecuaciones matemáticas sin sentido: es y debe ser la prevención de fallecimientos innecesarios".

No puedo mostrarme indiferente a la apertura gradual que se anticipa este primer día de junio. Afirmar que los sectores de construcción, minería y producción se van a reactivar manteniendo como por arte de magia al coronavirus en la banca es riesgoso e irresponsable. Todos los virus —desde el origen de los tiempos— se trasladan y replican de sujeto en sujeto. Requieren células, receptores y flujos orgánicos para subsistir. Parasitan, esa es su razón de ser y reproducirse. Son inherentes a la vida misma y compiten con sus hospederos para prevalecer. De ahí que es totalmente iluso suponer que si vamos saliendo a la calle en pequeños grupos (lo cual está por verse), el Sars-CoV-2 se quedará esperando hasta que le den luz verde.

No deberá sorprendernos que haya un repunte de casos, sobre todo en las zonas y pueblos menos favorecidos por nuestra injusta herencia de despilfarro y corrupción. Me resulta inaceptable que tengamos que afrontar la muerte de ancianos, diabéticos y enfermos inmunosuprimidos para darle gusto a las estadísticas y a la economía de mercado. Eso se llama eugenesia o "limpieza racial", y los ejemplos históricos de la Alemania nazi, Ruanda y los Balcanes no le otorgan ningún prestigio.

De modo que estamos ante una disyuntiva: apoyamos a un gobierno miope, que se satisface con sus propios datos, aunque nos atragante al resto, o nos rebelamos, nos mantenemos a distancia y bien protegidos, expresamos nuestro desacuerdo con medidas gestadas al vapor y exigimos que sean los expertos (como en la Grecia antigua que fundó la democracia) quienes definan cómo y cuándo declarar inofensiva esta pandemia.

Recordemos que no hay vacuna, que los pocos medicamentos que se han comprobado como útiles, lo han sido solamente de manera marginal, y que si un enfermo avanza hacia la hipoxemia grave —con ahogo y desesperación—, sus posibilidades de supervivencia se agotan rápidamente.

¿Por qué exponernos entonces? El nuestro es un país pobre, aunque haya un puñado de millonarios que en esta crisis han permanecido en abyecto silencio. Aquí prevalece el hambre y el desempleo; esa es la norma, no la excepción. Si vamos a vencer juntos a este nuevo virus, será porque nos cuidemos, porque mantengamos a nuestros viejos y enfermos confinados y alejados del peligro, a nuestros niños limpios y jugando a distancia, así como nuestra conciencia crítica despierta y en estado de alerta. Créanme, no podremos evitar que el tráfico se incremente a partir de hoy, que los comercios abran sus locales desafiando los contagios y que aquellos que se creen invulnerables declaren que ya domamos la epidemia.

Como médico de enfermedades crónicas, yo permanezco en guardia en la segunda línea de defensa. Mi obligación es armarme contra el enemigo y resistir. Por eso me parece irresponsable el aire triunfalista que nos pretenden inculcar: covid-19 llegó para quedarse y más vale que seamos prudentes y solidarios, porque su misión es aniquilarnos si nos descuidamos.

PD. Un estudio publicado hace cuatro días por un sólido grupo de epidemiólogos de Suiza y Canadá, hecho a escala global, demuestra que el clima y la humedad no influyen en la diseminación del Sars-CoV-2, pero sí la atenúan el cierre de escuelas y el distanciamiento social. Los autores proponen tener mucha precaución antes de levantar las medidas de confinamiento y de algún modo auguran una segunda oleada de contagios a nivel mundial.

Saltar desde una habitación en llamas*

Contrario a las reglas que nos imponen, he dejado pasar a Consuelo por la puerta de servicio. Su señor —como ella diligentemente lo nombra— agoniza en el cuarto piso. Hace una semana empezó con una tos seca y a perder el apetito. Ella le restó importancia porque suele prometer que hará una dieta que nunca cumple. Pero al quinto día, se mostró fatigado y sudoroso, además de quejarse de asco y de diarrea. Vamos, incluso le confesó que prefería quedarse a reposar en casa, ahora sí razón de alarma, me relata.

Esa última noche la despertó visiblemente sofocado y le rogó que acudieran a su centro de salud. Este desvarío le provocó pánico, porque se le veía obnubilado y hasta los difuntos saben que los dispensarios no trabajan en domingo.

Como pudo, lo condujo al hospital, pagando un taxi que los llevó a regañadientes, exigiendo el doble de la tarifa que marcaba su pantalla digital. Solo eso le faltaba a la mujer: disputar con mercenarios de la urgencia ajena.

La entrada al hospital estaba plagada de carrozas funerarias, un inquietante augurio para quien lleva un enfermo a cuestas. Desde el comienzo todo se enrareció, porque le impidieron el paso con la promesa de informarle acerca del estado de Felipe con regularidad. Promesa vacua que en dos días no se cumplió.

A la tercera tarde de insomnio y evasivas, salió una enfermera ataviada de azul con cara de cadáver y le indicó que su esposo seguía en estado crítico:

—Dudo que sobreviva —le espetó. Eso la hizo contactar de inme-

* El titulo alude a una hermosa canción de John Mayer que describe la pérdida del amor: "Slow dancing in a burning room".

123

diato a su comadre Berenice, a la que no había querido molestar, quien es supervisora de una Clínica de IMSS. Ella se comunicó a su vez conmigo por la tarde y aquí nos tienen, cara a cara con la muerte.

Consuelo se deja colocar una bata desechable a la inversa pero se niega a usar la careta que le ofrecen. Afirma que quiere al menos ver al enfermo sin barreras y, si es preciso despedirse, lo hará con voz patente para que el occiso se lleve su mensaje al cielo.

Mientras lo mira, hinchado como un sapo y atravesado por un tubo y cables que le han arrebatado toda voluntad, recuerda al muchacho íntegro que prometió cuidarla "hasta que la muerte nos separe".

Era tímido, por cierto, pero sabía lo que quería. La abordó apeándose del viejo autobús que unía sus pueblos, como una premonición de que nada nunca los separaría. Ella se fijó al instante en sus ojos turbios, como el que busca y no encuentra, pensó al verlo, y en esas manos de campo y entereza.

Lo rechazó dos domingos seguidos, creyendo que era como tantos otros, que quieren la piel y luego escupen como bestias. Pero Felipe fue sincero y, antes de tocarla, le hizo saber sus intenciones y le presentó a sus seis hermanos. Eso la enterneció, no solo porque era el último y los otros se burlaban, sino porque lo hizo con una formalidad que la conquistó desde ese lance.

Felipe le abrió el mundo. La invitó a la feria enfrentando como un caballero la reticencia de sus padres. Tras cuatro o cinco proposiciones, accedieron solamente bajo un horario estricto y la condición de ser acompañados por su prima Rosita, quien fungió de chaperona. Ahí probó la capirotada y un gaznate que le ablandaron el paladar y la vergüenza. Ahí se asomó con mucho tiento por las fauces de un palenque (mientras el muchacho la protegía) y entendió el furor que encienden los licores. Perdió también el miedo a las alturas y lanzó entre risas esos dardos obtusos contra una pared de globos que lo hacen imposible. Esa primera salida bastó para crear un halo de confianza. Las familias los cuestionaron de vuelta como si hubiesen pisado la tierra prometida. No fueron condescendientes, no; pero de alguna forma la unión se supo bendecida.

Tuvieron un noviazgo corto zanjado de inquietudes. Ninguno de los dos sabía besar y les daba pena hacerlo en público, así que se limitaban a sonreír y apretar las manos cuando quedaban a oscuras en un cine. Consuelo creía bailar porque sus hermanas le enseñaron a escondidas, pero en su pueblo era una apostasía pretender ser parte de los festejos regionales antes de cumplir veinte años o blandir anillo de casada.

La boda se celebró en la capilla de San Marcos, con un párroco ebrio al que todos le temían; pero no había de otro. Esa noche, la recién casada conoció el pecho moreno y el pene erecto de un hombre, distinto de lo que había cuchicheado con sus amigas; blasones enigmáticos y ansiosos. Tanto se dejó besar y penetrar que acabó agotada, mirando el techo oscuro de humedad del cuarto que rentaron, mientras su señor, ahora sí, dormía como un guerrero, flácido y remoto. Hay algo insondable en ese primer orgasmo —rememora en voz baja—, una caída libre, un arrobamiento que solo el amor rescata. Se pierde toda proporción y un ángel te toma entre sus alas para mostrarte desde arriba tu cuerpo erotizado, bañado en un mar de sangre y lágrimas que lo estremece.

Supo de inmediato que estaba embarazada, pero se lo ocultó a Felipe hasta que él la descubrió encinta a los tres meses, siempre temerosa de que se descargara con otras mujeres carentes de ese lastre.

Pero Felipe le fue fiel y desistió de sus amigos parranderos. Gracias a esa lealtad pudieron levantar una pequeña casa en los cerros que empezaban a poblarse en las afueras de una ciudad vecina y, aunque perdieron cuatro embarazos sin razón alguna, supieron mantenerse unidos y no reprocharse la falta de progenie.

Una semana antes de este terrible descalabro, ella le prometió que permanecerían juntos, en las buenas y en las malas, en la salud y en la enfermedad —afirmó, recordando la epístola que se declararon instigados por el padre Juan, bajo su tufo alcohólico. Felipe soltó una carcajada, por la voz de beoda que imitó su mujer, e impulsados por esa hilaridad, hicieron el amor como dos adolescentes.

Ahora yace aquí y Consuelo no puede contener el llanto. Acaricia su brazo inerte como si quisiera imbuirle vida o sangre, cualquier cosa que le devuelva la conciencia. No sé qué decirle, me parece insustancial toda palabra de aliento. He visto morir a tanta gente, que ya no atino a ser buena compañía. Las dos ante la muerte, atenazadas de impotencia.

Afuera, en algún lugar del mundo que nadie entiende, se habla de millones de contagios, de niños que pierden la sonrisa y científicos opacos que prometen vacunas o medicamentos que no estarán disponibles cuando perezca su Felipe y ella arrastre esa viudez como una condena inapelable.

Tiempos modernos

Suman más de catorce mil decesos exhibidos (y contando); esto no cede. No son gráficas o diapositivas. He visto el rostro de la muerte en enfermos marginados, diabéticos y cuyos pulmones enrarecidos ya no les sirven. Son esos mártires que se aúnan a tantos otros sin voz en un barrio cercano a mi hospital. Decenas más de los fallecimientos que por su irrelevancia no contaminan las flamantes cifras oficiales. Sus familias y yo estamos ahítos de la vanidad y el triunfalismo que despliegan los portavoces del gobierno. Aquí lo único que ha sido derrotado es la verdad.

Al asomarme a mi ventana, tras haber recuperado a unos cuantos pacientes con coronavirus, puedo sentir la aurora y esta atmósfera un poco más limpia que me permite distinguir los márgenes de mi ciudad. Escucho a Sarah McLachlan cantando "Angel" desde su casa y pienso con mesurado optimismo que nos espera un futuro quizá más contemplativo, incluso más solidario.

Creo, a fuerza de fervor renovado, que tomaremos las calles con prudencia, que los bares nos verán brindar sin miedo, besarnos otra vez, levantar el alma y reescribir nuestros silencios. Seremos menos, y tendremos ese pesar de no haber lanzado los botes salvavidas a tiempo cuando el huracán se avecinaba. Pero también nos descubriremos como niños, usurpando el aire, las plazas, los rincones otrora vetados.

Piensen por un momento en todos los errores que como especie cometimos. Arrasamos nuestro entorno, impusimos asfalto y concreto donde había jardines naturales. Talamos los bosques más frondosos para trazar carreteras y hacer muebles o pisos arrebatados por la soberbia y el desprecio hacia otras especies.

Mediten conmigo acerca de las recientes equivocaciones: pensar que podríamos contener el avance del Sars-CoV-2 con endebles medidas de aislamiento. Que lo curaríamos con antivirales que no han servido para otras enfermedades similares. Que podríamos aminorar sus estragos porque somos invencibles o se nos ocurre (como a Didier Raoult o a su testaferro Donald Trump) que por imposición se puede emplear un fármaco sin que se haya estudiado convenientemente. Peor aún, que la inmunidad de rebaño (*herd immunity*) se logra sin mayores contratiempos, porque un gobernante o unos pseudopredicadores de la ciencia pueden prescindir de muchos seres humanos desde la comodidad de sus santuarios.

Yo no. Para mí, como médico y observador de almas, cualquier vida tiene un valor entrañable. Sin importar su raza, su religión, su estrato socioeconómico y sus alcances o merecimientos. Cuando recibo a un paciente, acepto que me fue conferida una cualidad —no sin esfuerzo y dedicación— que me obliga a protegerlo y restaurar su salud con lo mejor de mis capacidades. Al inicio de esta pandemia, no tenía mucha idea de qué ofrecerles a los enfermos de covid-19 para evitar un desenlace fatal; pero estudié con ahínco y he podido discernir que ante el ataque del virus contra el endotelio vascular, se vuelve imperativo proteger el flujo de sangre, evitar coágulos y atenuar la tormenta de citocinas que caracteriza su embate. No obstante mis pequeños triunfos clínicos, no me jacto de ninguna posición heroica. Por el contrario, me parece prematura esa liberación de la movilidad que adoptamos hace una semana, así como pretender que hemos derrotado a tan agresivo enemigo. Los contagios siguen en ascenso y hablar de "nueva normalidad" en lo más álgido de la pandemia es un ejercicio de necedad, por decir lo menos.

Los datos de otros países (España, Italia y Francia) que sufrieron graves pérdidas muestran que decidieron reducir los controles de confinamiento cuando se aseguraron de que los contagios rayaban en lo mínimo. Aquí nos hemos precipitado a darle un ímpetu a la economía sin garantizar condiciones adecuadas de protección para una población mayoritariamente pobre y obesa. Espero que no tengamos que reclamar a nuestros gobernantes su falla de juicio, porque el precio de perder vidas innecesariamente será muy alto.

Ahora que las calles de mi ciudad están poco transitadas y sus habitantes enmascarados y temerosos, me da por recrear en mi fantasía esos rincones urbanos en los que crecí, cuando el tiempo cabalgaba con candor y nos creíamos dueños del planeta. Forjamos Olimpiadas y Campeonatos de Futbol en estadios que desafiaban la majestad arquitectónica de otras latitudes. Pese a que nuestros gobiernos, en un arrebato de furia, habían cercenado la voz de los estudiantes y otros rebeldes que pugnaban por más democracia y menos autarquía.

Pero podíamos salir y tomar el cielo por asalto. La violencia procedía de un Estado arcaico y represivo que quería mantener sus privilegios a costa de suprimir la voz de los necesitados y olvidados. Los robos escaseaban y privaba una solidaridad casi inocente en medio de tanta injusticia. Si bien había "güeritos" y "caifanes" que contrastaban socialmente, y que sin duda se enfrentaban bajo muchas facetas, la sensación colectiva es que había espacio para todos.

Me parece que ocurrieron tres fenómenos históricos que agudizaron la desestabilización social y crearon un clima general de desconfianza. Uno fue la devastación del campo y la población rural a cambio de una concentración desmedida en las ciudades. Crecieron hasta hacerse inhabitables y, muy peculiarmente, las franjas marginales se llenaron de descastados y exiliados que provenían de las planicies cada vez más desérticas de este país. Eso a su vez favoreció la migración al norte, expoliando aún más las comunidades sin recursos. Cómo asentó alguna vez Adolfo Gilly, la creación de un sistema de parcelas improductivas fue el más craso error económico del cardenismo.

Segundo, e igual de grave, la perpetuación del nepotismo sostenido por un partido único, profundamente corrupto y orgánicamente tribal. Élites recurrentes (como una oligarquía imperial que se heredaba puestos y privilegios) saquearon al país y debilitaron la democracia hasta hacerla deleznable, inoperante e indeseable. Olvidamos cómo y para qué acudir a las urnas, porque daba lo mismo si nos hacíamos presentes o dejábamos todo en manos de los mismos sátrapas.

Tercero, nos convertimos inevitablemente en la ruta privilegiada de la droga hacia el mayor mercado del mundo. Esa condición de transportadores más que de productores suscitó un desequilibrio socioeconómico sin precedentes. Entraron caudales de dinero sucio que nadie había soñado. Con ello se gestaron bandas asesinas, sicarios para instrumentarlas y un cambio en la percepción social de los poderes que una sociedad indómita como la nuestra (así como Colombia, el norte de África o el Sudeste asiático) no estaba preparada para enfrentar.

Los desenlaces eran predecibles. Más violencia, más pobreza, más descontento y la ingobernabilidad que venimos padeciendo.

En medio de toda esta pesadumbre, se desató la pandemia. Como es obvio, nos tomó por sorpresa e insuficientemente preparados. Nuestro pueblo está hoy alarmado y presa de una hipocondría generalizada que no se resuelve con sumas trágicas ni promesas incumplidas. Disolver la "jornada de sana distancia" cuando los contagios se multiplican es tanto como enfermar a la población dejándola a su suerte. No tenemos por qué esperar que un presidente o su séquito sean los salvadores de la patria, eso no es creíble ni en los libros de texto gratuitos. Pero sí podemos confiar en que la distribución y aplicación de recursos para la salud sea justa y proporcionada, que se incentive la búsqueda de respuestas farmacológicas y de vacunas, así como recibir una guía consensuada de qué sectores de la sociedad merecen más cuidados o mayor protección.

Se están muriendo los pobres, los viejos y los enfermos crónicos sin necesidad. Me pregunto con ustedes: ¿no es deber del Estado evitarlo, devolver nuestra credulidad en medidas concretas de asistencia y sanidad en lugar de asumirse como contadores del daño?

Les recuerdo lo que sentenció con valentía la doctora inglesa Rachel Clarke: "La verdadera métrica del éxito frente a esta pandemia es el número de muertes que se pueden prevenir. El objetivo de nuestra respuesta al covid-19 no es el aplanamiento de curvas, realzar las noticias o publicar ilustres encabezados, proteger los sistemas sanitarios o inventar ecuaciones matemáticas sin sentido: es y debe ser la prevención de fallecimientos innecesarios".

PD. La OMS acaba de señalar ayer que varias observaciones a nivel global apuntan en el sentido de que los enfermos asintomáticos de covid-19 no trasmiten el virus con la misma intensidad que quienes tosen, estornudan o tienen diarrea. Es otra de esas noticias banales que a estas alturas nos tragamos por ingenuos. El Sars–CoV-2 ya le dio la vuelta al mundo en menos de 80 días.

Lo contrario de amor

Ella le dio la espalda. Con esa indiferencia que reunía todos sus desatinos. Fue como mirar plasmado en su desprecio cada comentario, cada error, cada rasgo de jactancia que hubiese proferido.

En otro tiempo se fundieron en el abrazo erótico que solo el silencio dispersaba. Llovía repicando su ventana y bajo esas sábanas blanquísima olía a semen y a sudor que debió unirlos para siempre. Pero en la vida hay encuentros que simulan ecos clandestinos. Selma de rostro duro y piel tan tersa; Trevor el evasivo, perdido en lontananza. Quizá por eso fue un amor fecundo pero quebradizo, como el arte de seducirse por etapas, a contramarcha.

Esas laceraciones del alma no se olvidan, se arrastran como un herido de guerra, sorteando obstáculos bajo la metralla enemiga. Así se declaró Selma; incapaz de volver, vencida. Había nevado en primavera y ella arrastró los pies por jornadas incontables, mientras Trevor iba de cacería furtiva por la vida y se ausentaba sin excusas.

Cuando regresaba, maltrecho y necesitado, ella lo increpaba:

—A ti lo que te interesan son mis nalgas. ¿Te das cuenta?

Trataba de sacudirse sus caricias, poner distancia, pero al final sus ruegos y lisonjas la tomaban por descuido y terminaba en sus brazos, presa del deseo.

Una vez saciados, él podría admitir cínicamente que había algo de cierto en eso.

—Pero también adoro el olor de tu vagina, tus pechos discretos y sensibles a mi boca, la humedad con la que me recibes y el carácter con el que me rechazas.

Selma lo observa recelosa y si se deja besar de nuevo, es solo porque intuye que se le colará un "te quiero" entre los labios.

Esta noche cenarán para celebrar en Mare Nostrum, el pequeño restaurante de su barrio que suelen frecuentar. Selma se anticipa: Trevor querrá su capellini arrabiata y a ella le basta una ensalada fresca. El vino puede dejarse enfriar.

La charla la endurece más. Reconociendo sus méritos, a su compañero (si puede nombrarlo así) lo han asignado a un hospital de campo donde los contagios abundan. Nada lo hará recapacitar. Selma puede sentir como le hierve la sangre al percatarse de que este hombre volátil no sabe quedarse. Para ella equivale a ignorarla, a no reciprocar su afecto. ¿Cómo puede dejarse horadar en su feminidad, en su maternidad cumplida, por un halcón peregrino?

Por última vez, Selma le abre su cuerpo, sin escatimar humedad o deseo. El hombre se hunde en ella, besándola con fervor inusitado, anunciando su partida. Hacen el amor arrebatados de pasión, ajenos a los lapsos momentáneos de un tiempo que no es suyo, que se esfuma entre orgasmos y suspiros. Las sábanas revueltas, la noche que se antoja interminable, pero que será otra vez cercenada debido a su inconstancia. Ella fuma antes de verlo partir, envuelta en una bata ligera, mostrándole su cuerpo enjuto, de gacela. Trevor no se atreve a despedirse; prefiere mentir, aun a costa de saber que eso acabará por lastimarla, por arrojar ese amor a las cenizas. Pero en efecto, no sabe quedarse y debió ser franco en un principio, a pesar de que Selma lo intuyera.

El resto de la historia se empaña con tintes trágicos. Trevor se alistó para un hospital de emergencia, donde los enfermos llegaban en calidad de cadáveres, manando oxígeno como náufragos, andrajosos y sedientos. La mayoría de esas poblaciones vivían en la miseria, hacinados en cuartos, dos o tres familias sin recursos, con ingresos exiguos y esporádicos. Los hombres dilapidaban en alcohol y tabaco el poco dinero que recogían; sus mujeres en cambio se aliaban para impedir esas derramas. Con tal desorden, la pandemia hizo estragos. Obesos, diabéticos y enfisematosos desfilaban por el magro hospital para ser atendidos en sus últimos sofocos. Algunos acudían con el rostro terroso, sin fuelle para hablar, quejándose entre dientes, casi exánimes. Los más mostraban esa disnea silenciosa que resultaba aún más alarmante, porque de un momento a otro caían en paro respiratorio.

Pronto, las puertas de la clínica se saturaron de carrozas fúnebres, familiares en duelo o expectantes, reporteros disfrazados de astronautas, temerosos de acercarse para precisar la noticia en turno. Dos enfermeras perdieron la vida en una semana de primavera y quince más fueron enviadas a sus domicilios bajo medidas emergentes. Si bien Trevor desestimó los protocolos de la OMS en cuanto se fue definiendo la fisiopatología de la nueva infección, no fue sino hasta mediados de abril cuando empezó a anticoagular a sus pacientes. Con ese recurso empírico, notó que los pulmones volvían a expandirse, que incluso se volvía innecesario intubar a muchos de ellos, y así pudo discriminar a quienes proveían con plasma convaleciente, Remdesivir o bloqueadores de citocinas. Decirlo así, a toro pasado, es un alarde, porque tales insumos llegaban a cuentagotas.

Pese a que contiende con la fragilidad humana, el trabajo es brutal y pierde sentido día con día. Los enfermos llegan a carretadas y en condiciones críticas. A cada instante, Trevor se ve obligado a decidir a quién rescatar o a quién sedar para dar cobijo a una muerte digna y silenciosa. Esta tarde tiene que extubar al padre de un político local para darle aliento a un adolescente que por su diabetes juvenil se debate entre la vida y la muerte. Las consecuencias de un acto de dimensiones éticas cuestionables no se hacen esperar.

—Doctor Salinger, lo buscan en la dirección del hospital

Al traspasar el umbral, se encuentra con un séquito de inquisidores. Está la administradora del nosocomio, los directores de cirugía, medicina crítica e investigación, dos miembros del comité de bioética y, por si fuera poco, el fiscal general adjunto del Estado, que lo mira como si contemplara a un criminal a punto de ser ejecutado.

—Siéntese, Trevor —le dice en tono amable el director, aunque la única silla que queda libre es la del acusado, frente a un semicírculo de verdugos.

—Iré al grano, doctor Salinger —se adelanta la administradora, una mujer esquiva y solemne—. Lo hemos convocado porque cometió usted un error de juicio que le va a costar mucho dinero y prestigio a este hospital. Entendemos que tomó una decisión precipitada y, para no hacer más grande el asunto, le pedimos su renuncia, que haremos pública de inmediato a fin de apaciguar a la prensa y darle consuelo a la familia.

Trevor sopesa con cuidado sus palabras. El veredicto está tomando de antemano, así que solamente le resta expresar su criterio, en un vano intento de convencer a sus colegas. Sabe bien que no conseguirá cambiar de opinión a los inquisidores; ellos no tienen idea de que la medicina no es un albur ni un juego de prebendas; cada vida vale tanto como otra.

—Si me permite, doctor Morris —empieza, dirigiéndose a su colega y amigo, el director, y lo mira fijamente a los ojos—. Quiero externar mi sentir respecto de la disyuntiva vital a la que nos ha enfrentado esta pandemia, señor. No ha sido fácil para nadie. Como usted sabe, la medicina y la religión parten del mismo manantial del espíritu humano. Intentan descifrar los miedos más ocultos de la humanidad. Pero la historia nos enseña que pueden hacerlo solo de dos maneras, mediante la razón o la magia. Las religiones han enfrentado ese desamparo construyendo mitos que aluden a la divinidad y la inmortalidad. La medicina ha optado por proveer una teoría científica sobre la enfermedad y la muerte. En condiciones ideales, los privilegiados aspiran a la razón, prefieren las explicaciones doctas antes que los dogmas de fe. Por el contrario, la gran mayoría, mientras estén sanos y confortables, aceptan una pequeña dosis de razón, pero en situaciones de angustia o de necesidad, prefieren la magia. Las religiones han reconocido desde siempre tal menester y se aseguran de que haya suficiente magia en sus rituales para satisfacer a las masas. Mientras tanto, la medicina se debate cotidianamente en qué grado aplicar tales ensalmos.

Ahora, dirigiéndose a los otros, prosigue:

—Les diré algo más. Una vez revelada la verdad de nuestro curato, podrán comprender que tal investidura esconde la sobriedad científica. La sotana arropa el conocimiento clínico, todos los desatinos y recomposiciones de nuestra práctica, los congresos y horas de lectura, el consenso de los pares y los metanálisis; en suma, el saber universal que invocamos ante cada reto que nos exige otro milagro. La mayoría de los médicos se satisface con cumplir a cabalidad ambas facetas en beneficio de su grey, sin reconocer la contradicción inherente al oficio. Les basta ser un modelo de la profesión y ejercitar su cometido con honestidad. Pero unos cuantos entre nosotros no nos permitimos ese lujo. Despertamos cada mañana encarando la falacia de tal ilusión, aprendemos a vivir con ella para continuar con la tarea de aliviar y guiar a los demás. Sí, sabemos que nuestra postura objetiva es un engaño y que la verdadera vocación está en el dogma, en la espiritualidad. Los triajes que ejercemos como semidioses son la manifestación terrenal de tal cometido pseudodivino que nos ha sido encomendado, señora y señores. Ante la intimación de la muerte, sin embargo, nos volvemos humildes, impotentes y optamos —vueltos hacia nuestra inconsciencia— por lo que dicta nuestro corazón, no los libros o los reglamentos. Me voy de este centro al que he dedicado mi pasión y mi mejor esfuerzo, satisfecho de haber salvado muchas vidas y acongojado a la vez por haber perdido batallas que este coronavirus nos ganó. No aceptaré que mi decisión haya sido errática, porque fue deliberada y, si se tratara de mi padre, la volvería tomar en el mismo sentido.

Con esta última frase, Trevor se levanta de un golpe de esa silla de inculpado que le fue asignada. No espera respuesta, sabe que está sentenciado y convicto. Con un apretón de manos se despide del policía que resguarda el recinto y sale airoso, apreciando el aroma de gardenias y la luz tenue que se decanta al caer la noche. A muchas millas de distancia, tiende un lazo de memoria hacia su amada, y sonríe.

Son las ocho pasadas y el crepúsculo se cierne con un estruendo de aves que se retraen entre las ramas para pernoctar. Selma lee distraída frente a la ventana; nada la perturba, acaso un dejo de ternura que remeda los espacios y las horas muertas. Como dijo alguna vez su padre, en paz descanse, "lo contrario del amor no es el odio, sino la indiferencia".

El infierno está vacío

Hell is empty
and all the devils are here…
[Ariel dirigiéndose a Próspero
The Tempest, escena primera
William Shakespeare (1611)]

Un cielo de invierno me cobija. Incluso las alondras piaron con timidez esta mañana y las tórtolas se guarecen bajo el sol tenue y escanciado. He notado que me falla la memoria —¡al menos lo noto!—, que se disipan nombres, incidentes, remembranzas de poco peso. Olvido las llaves, abotonarme la camisa, echar candado al zaguán o la razón de acudir al mercado hasta que me descubro cargando una canasta vacía y una lista borroneada durante la víspera. Pero mantengo la calma, de nada sirve la histeria cuando alguien te señala que llevas calcetines dispares o no te has peinado. He aprendido a trashumar con ese velo de invisibilidad que me permite entrar y salir de cualquier reunión sin que me reconozcan. Hace años que no me debo a nadie.

La semana pasada sucedió algo portentoso. Un hombre joven me abordó en la calle armado con un puñal. Lo vi acercarse embozado en una chaqueta con gorro a unos cuarenta metros, saliendo del umbral de un viejo edificio en ruinas que flanquea mi camino diario. Llevaba las manos en los bolsillos y caminaba franco, con evidente tensión en los músculos y el paso. Dejé que se aproximara hasta verle los ojos ardientes, encendidos de rabia contra todo, como un demonio. En el instante en que se cruzaron nuestras miradas, blandió el cuchillo con el puño crispado y profirió varios insultos que escuché como ladridos sin coherencia, aullados con todo el resentimiento social que acarrea desde su infancia ruin y arrebatada.

Di unos pasos hacia atrás, y me dejé caer hacia un lado, llevándome la mano al pecho. Él se quedó pasmado y ahora sí descubrí sus facciones, una cicatriz en la mejilla izquierda, corte de pelo al ras y la nariz desfigurada como un boxeador que ha perdido todas las batallas. Ante su desconcierto, saqué el arma y disparé, buscando el corazón para no desfigurarlo más. Había poca gente en la acera de enfrente, pero nadie se detuvo hasta que oyeron las detonaciones. El chico soltó el arma y cayó desplomado chorreando sangre por el pecho, los ojos —antes embravecidos— ahora inertes en una súplica de agonía. Me incorporé y lo miré sin piedad alguna mientras se desangraba. En ambos lados de la avenida, la gente se aglomeraba lentamente para presenciar la escena, sin atreverse a intervenir.

Alguien a mis espaldas gritó: "¡Llamen a la policía!" y en ese instante caí en cuenta de mi posición vulnerable. Me abrí paso entre los curiosos, pistola en ristre, y abordé de golpe un taxi que se detuvo para ver que sucedía entre aquel tumulto. Varias personas exclamaron al unísono: "¡Deténganlo! ¡Asesino!" pero nadie se movió a tiempo salvo para amagar al auto que arrancaba. El hombre al volante (Germán, de acuerdo con su tarjetón con fotografía), me preguntó qué había pasado antes de indagar a dónde me dirigía. Le mentí, confiado de que no me había visto guardar el revólver: —Creo que se trata de un suicidio, ya sabe usted cómo es la gente. En lugar de ayudar, estorban.

A ello siguió una conversación bastante torpe respecto de la calidad humana. Me contó una anécdota irrisoria donde él había ayudado a sus vecinos en el reciente terremoto, dándose ínfulas de heroísmo. Cuando estaba por cambiar de tema, me percaté de que transitábamos por un rumbo desconocido, lejos de mi destino.

—¿Qué haces? ¿A dónde vamos? —le espeté, iracundo.

¡Ah! Perdone usted, señor. Aprovecho el viaje para recoger a mi señora, que acude a misa por este barrio. Enseguida retomo su ruta.

—Debiste preguntarme —dije, más atemperado.

El hombre inclinó la cabeza con humildad y renovó sus disculpas. Seguimos avanzando unos minutos y yo palpé el arma en mi cintura en caso de que la situación se complicara. La mujer estaba esperando en una bocacalle en penumbra. Me pareció un barrio marginal, con casuchas en desorden y ratas merodeando por los rincones: Seguramente su iglesia es un galpón derruido, pensé, roído de desprecio.

Detuvo el taxi con cautela, para no rociarla de basura acumulada en el arroyo y, con afecto, la conminó a subir:

—Apúrate, Evelia, que tengo pasaje.

De pronto, la mujer abrió mi portezuela, ostentando una amplia sonrisa. Cuando iba a saludarla, se abalanzó súbitamente sobre mí y me clavó el punzón de dos golpes sucesivos en el costado. Antes de que pudiera reaccionar, el aire se me escapaba, y perdí la fuerza por completo. Entre jalones, los dos me desnudaron, se rieron de mi impotencia y se regocijaron al encontrar el arma y mi cartera henchida de billetes. Tras golpearme el rostro abusiva y repetidamente, me arrojaron en un canal abandonado para que contemplara la muerte.

—¿Por qué no le diste un tiro de gracia, Germán? ¿Qué tal si lo encuentran? —preguntó Evelia, contando el dinero y descifrando la marca del reloj.

—Cuando lo encuentren, será un cadáver, no seas ridícula. Como si fuese la primera vez…

Al voltear para increparla, Germán descuida el volante. De súbito, repara en la sombra que se atraviesa frente al coche. Gira brutalmente la dirección, pero no puede evitar arrollar al transeúnte que se ve catapultado hacia los autos que vienen en sentido contrario.

La pareja de asaltantes, sin control, choca a gran velocidad contra un muro y un árbol que cae destrozado por el impacto. Una nube de vapor escapa del capó doblado, se derrama el aceite por doquier y del parabrisas en fragmentos emerge el torso exánime de la mujer, quien retiene en el puño aplastado el reloj de oro.

Los primeros peatones se acercan con miedo al taxi humeante y destartalado, en tanto que otros auxilian al hombre que yace en el asfalto. Sin mediar palabra, un chico —con gorra deportiva y pantalones rotos— arranca el reloj de la señora agónica y corre con él hasta desaparecer en los callejones aledaños. Dos más —probablemente sus cómplices— se lanzan al asiento delantero para hurtar los billetes regados en las vestiduras con sangre.

La escena es tan macabra que los asistentes son incapaces de reaccionar. El único que emprende una acción violenta e inesperada es Germán, que con el tórax atrapado por el volante, se incorpora a medias y hiere de muerte a uno de los ladronzuelos

—¿De verdad? —pregunto, sin salir de mi asombro, mientras mastico el emparedado.

—Todo ocurrió con tal rapidez y locura que me quedé atónito frente al cuerpo comprimido del conductor, quien tras disparar la pistola, exhaló su última bocanada de baba ensangrentada.

El usurero está reclinado con los codos a sus anchas en la barra de la cantina; ante sí el tercer vaso de Johnny Walker's. Los dos cubrebocas y la careta de mi interlocutor yacen al lado del cenicero. Un aire espeso de tabaco nos envuelve.

—¿Se quedó usted a declarar a la policía? ¿Qué pasó con los otros rateros? —inquiero, alarmado de que tales crímenes queden impunes.

Desde el otro rincón de la barra, el cantinero —un tipo rudo con ta-
tuajes en los antebrazos, que gruñe en vez de asentir— nos observa con
recelo, mientras seca los tarros de cerveza. Debemos resultar bastante
conspicuos, hablando de crímenes y bebiendo como dos cómplices de la
vileza de nuestros congéneres.

—Desde luego que no —responde, engullendo el licor con todo y
hielos—. Bastante problema tengo con mis deudores. No está usted para
saberlo, pero esta tarde tuve que desalojar a una familia que aduce que su
padre, un jubilado decrépito e irresponsable, sufrió hace unos días un secuestro. Lo apuñalaron y lo abandonaron desnudo en un barrio de mala
muerte. Insisten en que lo perdió todo, ¡imagínese que arrogancia! ¡Tratar
de engañarme a mi con ese cuento!

Estoy por indagar más detalles, aburrido de mi vida y de la suya, bastante ebrio, pero me distrae un enorme perro negro que pasa frente a la
entrada. Parece que la bestia me conoce —¡horror!—, pues se detiene a
mirarme, jadeante y con la lengua de fuera. Un escalofrío me recorre la
espalda. La atmósfera se infecta, puedo sentir la asfixia; parece que se avecina una tragedia.

La nueva infección denominada covid-19

A raíz de numerosas llamadas y mensajes de inquietud respecto de los síntomas, las pruebas disponibles y una posible reinfección por covid-19, les incluyo a continuación una serie de datos recogidos mediante la experiencia con esta pandemia. Mi propósito es que conozcan mejor el riesgo y sepan cuándo y cómo hacerse una prueba diagnóstica o de anticuerpos, a fin de evitar errores, exposición innecesaria o falsos negativos. El escenario clínico es así:

1. Periodo presintomático: Desde el momento del inóculo (es decir, el contagio con una persona infectada) hasta el día cuatro o cinco después de entrar en contacto directo con el virus. Aquí ninguna prueba sirve porque: a) el Sars-CoV-2 se está anclando en el tracto respiratorio y digestivo (aún no se replica de forma activa), y b) porque claramente el organismo no ha formado anticuerpos aún contra dicho virus, que está apenas adentrándose en nuestras mucosas.

2. Periodo de infección activa: Como sabemos esto dura aproximadamente desde el día seis después de tener contacto con el coronavirus y hasta el día 20 (en personas con síntomas leves) o hasta el día 30 en quienes desarrollan síntomas más severos. Es durante esta etapa cuando el virus se replica activamente y la persona enferma contagia a todos en su derredor. Por eso la prueba de RT-PCR (reacción de polimerasa en cadena por transcripción reversa) suele ser positiva en este lapso. En cambio, por razones inmunológicas, los anticuerpos de clase IgM aparecerán hacia el final de este periodo y los de clase IgG todavía se estarán formando y no son detectables antes de un mes después de adquirir el virus; así que de nada sirve buscarlos en sangre y menos en saliva.

3. Fase crítica: Puede ocurrir durante la segunda o tercera semana después del contagio, especialmente en mayores de 55 años. Si el pacien-

142 ALBERTO PALACIOS BOIX

te infectado tiene además diabetes, obesidad, inmunosupresión grave o daño cardiopulmonar, esta infección se torna más agresiva y puede provocar una "tormenta de citocinas", acompañada de daño microvascular con trombosis perialveolar, sofocar al enfermo y causar la muerte. Es aquí donde todos los recursos terapéuticos se deben poner en marcha para salvar esa vida. Las pruebas diagnósticas pasan a segundo plano; lo que urge es actuar.

4. Periodo de resolución: El paciente se mejora con o sin acudir al hospital y deja de expulsar virus en grandes cantidades. Habitualmente, esto ocurre UN MES después de haber tenido el primer contacto con Sars-CoV-2. Por lo tanto, las pruebas diagnósticas por RT-PCR pueden o no salir positivas, pero el individuo ya no contagia intensamente (a menos que se establezca un contacto estrecho, como besos en la boca, compartir cubiertos, o manipular su materia fecal). Aquí vale la pena hacer ambas pruebas si se quiere saber si una persona está inmunizada y puede salir a la calle o a visitar familiares con más riesgo. Es decir, si la prueba diagnóstica (RT-PCR) ya es negativa y existen anticuerpos IgG francamente positivos, la persona está curada y ya no infecta; sobre todo si sus anticuerpos IgM son negativos. Por supuesto, hay variantes a esta presentación, a saber: *a)* RT-PCR + IgM + e IgG + = infección no resuelta y posible contagio, *b)* RT-PCR negativa, IgM + e IgG negativa = la infección ya se resolvió, pero todavía no hay una inmunidad sólida y el paciente puede "reinfectarse", aunque ya no contagia y *c)* si tanto la prueba de RT-PCR como la detección de anticuerpos en sangre son negativos, eso significa que la infección NO generó una respuesta inmune sólida (si es que ocurrió del todo) y la persona sigue expuesta a infectarse en cualquier momento.

Recuerden que muchas vacunas (DPT, contra polio, hepatitis o VPH, por ejemplo) requieren tres o más dosis para generar una inmunidad activa y duradera. Con las infecciones virales de nuevo (como Sars-CoV-2) suele pasar algo similar. Si me infecté, pero no desarrollé síntomas o acaso tuve una "gripita" leve, lo más probable es que no haya formado anticuerpos suficientes y esté en riesgo de infectarme otra vez si me expongo a alguien sintomático. ¡¡No estoy suficientemente inmunizado!!

En contraste, si tuve fiebre, bastante tos y una prueba de RT-PCR positiva, lo más seguro es que al cabo de cuatro a seis semanas pueda detectar anticuerpos de memoria (IgG) en mi sangre y que estos duren por lo menos seis meses para protegerme de una recaída. Pero si me vacuno (cuando esté disponible una vacuna específica), reforzaré mi sistema inmune, produciré muchos más anticuerpos IgG neutralizantes y entonces sí, estaré definitivamente protegido.

De modo que, siguiendo estas sencillas pautas, háganse a la idea de que este covid-19 llegó para quedarse y que, mientras no tengamos una vacuna eficiente (hecha con fragmentos infectantes o mejor aún, con virus vivos atenuados), la gran mayoría estamos expuestos y en riesgo de recaer. Solamente aquellos que tuvieron una infección intensa y se recuperaron, contarán con anticuerpos capaces de neutralizar al virus hasta el inicio de 2021. Más allá, es poco probable.

Espero que estos lineamientos resulten útiles y no duden en preguntarme por mi blog, Facebook o Twitter si necesitan información actualizada y con sustento científico.

A continuación incluyo el único estudio hasta ahora que ha comparado pacientes asintomáticos y aquellos con síntomas serios para discernir qué tan sólida es la inmunidad resultante. Son muy pocos enfermos (37 en cada brazo), pero fueron estudiados a fondo y dan bastante luz del escenario que les describí arriba. Otros ensayos más amplios y con un seguimiento más prolongado, nos ayudarán a definir el futuro de esta nueva infección y cómo hacerle frente con más eficiencia. Pueden consultarlo en extenso en el siguiente vínculo. https://www.nature.com/articles/s41591-020-0965-6

Monomanía

No bien amanece tras un cielo plomizo, Eladio se cerciora de que su mujer aún respira. Antes se acerca al tocador y se baña las manos con tres chorros de gel bactericida, se toca la frente y revisa que el purificador de aire esté encendido. Ángeles tosió anoche dos veces —sin flema, se repite él—, así que le tomó la temperatura y la oximetría cada media hora hasta que ella lo mandó a ver la televisión y se encerró con los niños para eludirlo. Como es habitual, no se quedó tranquilo.

Molesto y vigilante, se sentó a regañadientes frente al televisor para escuchar el reporte diario de la Secretaría de Salud. Se ha convertido en un asiduo de López Gatell y su séquito, a tal grado que lleva un récord minucioso de los porcentajes de incremento desde marzo. Noche tras noche, en un desfile interminable, se deja embrujar con las cifras de contagios y de muertos. Como si se tratara de números, cuentas que impasiblemente se acumulan en gráficas de colores. El azul habla de casos recuperados, el negro recuenta los cadáveres; sin nombre, sin legado. Por más que se repiten, Eladio no puede ser indiferente a esas "lamentables defunciones", como suelen parlotear los voceros del gobierno. Cada una es como una llaga en su temor de verse arrastrado por la peste.

Ahora suena el timbre.

—¿Por qué tan temprano? —inquiere el hombre, que se coloca los guantes de látex antes de recorrer las cortinas para ver quien inoportuna a esta hora. Atrás se escucha el regocijo de los niños que están jugando con el Scrabble, un juego bien desinfectado que les permite emprender dos veces al día. Por fortuna, gracias a que trabaja desde casa hace tres meses, puede supervisar que no acceda una sola brisa contaminada a su santuario. Frente a la entrada, con obvio desparpajo, está un muchacho flanqueando la compra del supermercado. Lleva una mascarilla de tela (20% de protección, si acaso) y un careta con gorro que debe estar más sucia que sus zapatos.

Por el intercomunicador le advierte que espere y no se acerque más al zaguán, que su mujer saldrá a recibir la mercancía en un momento. El joven profiere una mueca de disgusto, es la cuarta vez en una semana que se topa con un paranoico como este. Se reclina en su motocicleta y enciende un cigarrillo.

—Maldita pandemia, nomás ha creado un atado de locos por toda la ciudad.

Desde la ventana, Eladio se asegura de que el empleado se mantenga alejado de los muros y la puerta de su casa.

—Deberían existir letreros para ahuyentar a la gente que acarrea sus microbios sin miramientos —medita y se dispone, tras aplicarse otra tanda de gel en ambos guantes y ajustar su careta, a despertar a su mujer. Por supuesto, no tocará las sábanas, mucho menos se aproximará a su aliento o a esa piel que se antoja tibia; basta con hacer ruido y sacarla de su letargo.

Ángeles se despereza con los susurros de su marido. Cuando está a punto de incorporarse, se apoya en el antebrazo de Eladio, quien salta hacia atrás despavorido.

—¿Qué te pasa, vieja? ¿Cuántas veces te he dicho que estamos en contingencia y que cualquier contacto físico puede causar una desgracia? ¡Vete por el súper, carajo!

Envuelto en improperios, se arranca el pijama y se dirige a trancos hacia la ducha, sin quitarse los guantes para abrir los grifos y observar cómo se calienta el agua. Ya no se puede; esta pinche familia no entiende nada, piensa para sí. Voy a tener que aislarme para evitar más riesgos.

Se asegura de que haya una nueva barra de jabón en el rellano y se introduce bajo el agua a tientas, evitando tocar el tapete de plástico. —Vaya usted a saber quién lo ha pisado —observa, en voz alta y con desprecio.

Desde la regadera, grita a Ángeles que desinfecte cada pieza de la compra. Hay suficiente Lysol en la despensa para cubrir a un ejército; prácticamente se gastó su primera quincena de abril en esa reserva, a sabiendas de que la cuarentena se prolongaría. Un triunfo entre tantas derrotas.

De pronto, su hijo Emilio, de seis años, se introduce desnudo a su lado, riendo y con un juguete de plástico en cada mano. Eladio está a punto de caer de espaldas ante esa irrupción aterradora, pero alcanza a sujetarse del toallero. Sin mediar palabra, salta fuera de la ducha y deja al niño asombrado, sin entender qué está pasando. El padre intenta sonreír, pero solo consigue esbozar una mueca de asco, que despierta las lágrimas del chico.

—Mejor báñate tú solito —le dice, sin poder calmarlo. Abandona al niño quien lo ve alejarse entre sollozos y se sacude el exceso de agua como un perro. Por suerte, alcanzó a desprenderse del champú antes de que Emilio lo asediara. Elige una toalla limpia, y tras olerla repetidamente por el contorno, se la aplica como una servilleta en el cuerpo, evitando los ojos y los genitales. Ha leído que por ahí también puede penetrar el virus… no vaya siendo.

Deja su ropa sucia tirada en el suelo, mientras escoge con minuciosidad su vestimenta del día. Prefiere el algodón para sus camisas y camisetas habida cuenta de que retienen menos tiempo el coronavirus; además de ajustarse sus eternos pantalones de mezclilla que, como debe ser, se lavan con detergente todos los días. No hay lugar para descuidos, la procesión de muertes lo dice todo. En casa usa exclusivamente pantuflas (tres pares, todos comprados antes de la pandemia) y si acaso tiene que salir a la puerta para recoger algún encargo, deja los zapatos en la entrada para ser desinfectados. —A mi casa no entra un solo virión —suele repetir, con ínfulas de conocedor.

Hace unos días, su vecina Rosario tuvo la osadía de pedirle apoyo para que abriera una habitación de su casa donde estaba atrapada su hija, que tiene síndrome de Down y se encerró por accidente. Eladio lo pensó varias veces, sopesando el atuendo y las precauciones que debía acomodar para tan siniestra eventualidad. Por fin, gracias a todos los santos, regresó su mujer del banco y pudo derivar la responsabilidad en ella. ¡Hubiese sido una temeridad salir de casa y entrar como si nada a ese tugurio contaminado! Por supuesto, roció a su esposa de Lysol a su regreso y le pidió que se diera dos regaderazos (que él mismo supervisó a "sana distancia") antes de acercarse a los niños o a la mesa para comer. Bien sabe Eladio que toda precaución es insuficiente.

Ahora contempla con horror el hecho de que tiene diarrea (una hamburguesa desinfectada en exceso, seguramente) y tiene que acudir al médico, porque no le toma la llamada. Lo único que le depara tranquilidad es que, igual que él, su gastroenterólogo es bastante obsesivo y cuando lo consultaron por Zoom en mayo para atender a uno de sus hijos, portaba una careta importada, tenía además googles y cubrebocas KN95 que mantuvo durante la llamada. Eladio se quedó meditando si el virus es tan potente como para replicarse en las ondas electromagnéticas, pero ninguna página en Internet pudo disipar tal duda.

Recién bañado, se coloca los guantes, impregna el teclado de su computadora con aerosol descontaminante y se dispone a trabajar. No se quitará la careta durante toda la videoconferencia, este virus es impredecible y sabe Dios si acecha también detrás de las pantallas.

PD. Termino con unas reflexiones pertinentes a esta dichosa "curva" que hasta ahora no ha mostrado visos de aplanarse. ¿Se han preguntado ustedes, solo por un momento, lo que significa perder casi mil personas diariamente por una infección que debería controlarse con recursos adecuados? ¿Se han detenido a pensar el impacto social y económico que causa a este país pobre la guerra de bandas de narcotraficantes listos para cobrar diezmos o conquistar territorios? Ningún "abrazo" ni alianza perversa reemplazará jamás a todos esos individuos mutilados, decapitados, enterrados clandestinamente. Jamás, de ninguna manera.

Habitamos un país fragmentado y quebradizo. Por un lado, arrastramos una economía endeble, dependiente de importaciones y sujeta a los vaivenes del mercado, con productos fósiles que ya no son rentables; con una población en los márgenes de la pobreza extrema y, ahora, para acabarla de fastidiar, confinada por una enfermedad que mata y empobrece aún más. Pero por el otro lado, somos presa de un gobierno titubeante, que nos pretende convencer de que la retórica y la ficción son alimentos canjeables por fortuna.

Admito que yo, como tantísimos otros conciudadanos, creímos en la apuesta de un cambio, cansados de la corrupción y el nepotismo que arrastraban una interminable sucesión de gobiernos populistas. Puedo comprender que no sea fácil gobernar un país donde la falta de conocimientos básicos y de cultura sanitaria obligan a enderezar el rumbo a cada paso; pero debemos mantener un sentido crítico ante cualquier asomo de arrogancia y complacencia; requerimos, sin ser del todo desvalidos, algún asomo de protección, dirección y alivio.

Estamos obligados, coterráneos míos, a dejar el gusto por las redes sociales y la información sin fondo. Estamos exigidos a pensar, retar el discurso prevaleciente e instar a que gobierno y expertos en salud coordinen esfuerzos y nos orienten, paso a paso; y no, como parece a todas luces, que basta contar muertos para creer que se hace algo por la patria y el pueblo que la habita.

Amanecer

Escucho el rumor de aves por primera vez en varias semanas. Es como una brisa que enturbia el sol y se cuela dulcemente en mis sueños. Me acerco en silencio a Sofía y le susurro al oído que ha pasado la peste. Creo que no me oye, está agotada. Se gira sobre sí misma y suspira para retornar a su letargo.

En el piso de arriba, un perro se queja y rasca la puerta del balcón en busca de caricias o de sobras, muestra distintiva de estas semanas de escasez y aislamiento. Llegué a pensar que estaba muerto, y me congratulo por él, por todos los seres vivos que despertamos hoy para retomar el rumbo.

La espalda de mi mujer me parece bellísima a contraluz, y tras recorrerla apenas con un tacto tenue, me dispongo a preparar café; unas cuantas cápsulas de Nespresso que he ido atesorando para celebrar este día fortuito.

Ahora sí, desde la sala, atrincherada bajo libros y juegos de mesa, puedo ver algunos pájaros que se yerguen en los eucaliptos hacia mi ventana. A lo lejos, una pareja lava su coche como si fuese una fiesta, arrojándose agua jabonosa y riendo con júbilo de niños. Me resisto a prender la televisión o atisbar a mi teléfono móvil. No quiero que las noticias o las voces de alarma me remonten de nuevo a ese periodo oscuro del que vamos emergiendo. Fueron días aciagos, de constante incertidumbre. Debutaban con una marejada de información contradictoria, para continuar plagados del aullido de ambulancias y de clamores de catástrofe o suicidio colectivo. Las redes sociales se convirtieron en el tiradero de nuestra catarsis y no había a quién creerle, a quién confiarle lo sagrado, a quién seguir cándidamente para emprender algún sendero hacia el futuro. Nuestra existencia transcurría entre clamores de muerte, sorbiendo desaliento y viendo cómo los viejos caían como moscas, hasta saturar los servicios de emergencia en cualquier rincón del mundo conocido. No supimos bien a bien qué ocurría en las salas de terapia intensiva. ¿En verdad se luchaba ante toda esa agonía? Parecía una pesadilla interminable, de la que éramos espectadores impotentes y presas de nuestra propia ansiedad e intemperancia.

Hoy prefiero recordar a nuestros muertos con el dolor de la batalla, como héroes inocentes de una guerra que se disipó sin que pudiésemos ganarla pese a nuestra disciplina y tanto denuedo.

No me quejaré, pero estoy rendido; me correspondió trabajar en las minas, proveyendo insumos, cavando y esperando instrucciones. Hice mi labor como un soldado raso, sin retribuciones, y me congratulo de que contribuí a vencer a este enemigo inefable que parece alejarse hacia un horizonte difuso.

Desde mi balcón, que permaneció en penumbra tanto tiempo, puedo ver a mi vecino tocando la guitarra. Me hace llorar con su balada. Lágrimas silenciosas de reparación, de un peculiar sosiego; un sentimiento que no había experimentado en años. Su esposa canta, pero no alcanzo a definir su voz a la distancia. Solo puedo discernir su entrega, y me conmueve más aún porque parece conminar al mundo a que despierte, a restituirse y desplegar las alas; señal remota de que ha pasado la tormenta.

El olor del café resulta un ensalmo y bebo mi primera taza en una suerte de ritual, mientras ojeo las páginas de la última novela de Colum McCann, que yacía en mi buró como un emblema esquivo de tantas noches en vela.

Nos queda la memoria, claro está. Lo que aprendimos y aquello que debemos olvidar para que no nos martirice. Los errores que cometimos al principio y que costaron tantas vidas no pueden repetirse.

Pero también están los relatos de quienes se sacrificaron hasta caer vencidos. Un enfermero que trabajó en la carpa de triaje durante tres días, durmiendo en salvas, siempre eficiente; un peón que extendía las horas, indolente y disponible. Yo mismo lo cargué en brazos a la sala de terapia intensiva. Falleció por agotamiento, los pulmones encharcados y la mirada hueca. De nada valieron nuestros esfuerzos por salvarlo; había vertido su energía en otros y no quedaba nada en su cuerpo para protegerlo. Abracé a sus compañeras desafiando el protocolo para pedirles que no lo olviden, que carguen su nombre y su valor como testimonio íntimo; refrendado en la atención de cada paciente, en la solidaridad y el insomnio.

Recordé también a mis padres, ambos muertos por enfermedades prevenibles, miopes al insumo de vida, al placer de despertar cada mañana.

Sin percatarme de su presencia, Sofía me planta un beso en el cuello y rellena mi taza de café antes de sentarse a mi lado a contemplar el vaivén tenue de los árboles.

—¿Llamaste a las niñas, Fermín? —me pregunta, con ese tono maternal que no advierte la edad de nuestras hijas.

—Sara está en París, de viaje de aniversario, querida. ¿Lo olvidaste?

—Es cierto —me dice, desperezándose, como si volviera a la realidad de pronto.

—Pero Manuela debe estar en casa o en Málaga con sus suegros. ¿Porqué no intentamos localizarla?

La conversación resulta ser un bálsamo de alegría y afecto. Los nietos chillan en la retaguardia y prometen que nos visitarán en cuanto se restablezcan los vuelos regulares. Les ofrecemos coincidir en la Costa Brava, en Palafrugell, para recordar viejos tiempos.

Tan pronto cuelga el teléfono, Sofía me tiende los brazos y puedo adivinar su sexo húmedo bajo el pijama de lino. Hacemos el amor sin prisa, rozándonos la piel y acariciando los pezones mutuamente, besando nuestro sudor y dejándonos sumergir en un largo abrazo de erotismo; reconociéndonos, descubriendo nuestro anhelo de ser uno y renacer en complicidad y deseo.

Me quedo solo en la cama, sumido en ensueños. Cuando la conocí, Sofía era casi una niña, pero tras su ingenuidad se ocultaba un carácter decidido y una voluntad férrea que nos ha llevado adelante como una locomotora. La recuerdo distintivamente en sus pantalones vaqueros, el cabello ondulado hasta media espalda, una blusa que arropaba sus senos redondos y tensos, y esa mirada traviesa que la edad y las arrugas no le han borrado. Con la misma avidez que me tomó esta mañana, hicimos el amor en casa de sus padres, aprovechando su ausencia y el sopor de los perros. Reímos a carcajadas tras el orgasmo simultáneo; habíamos conquistado un mundo prohibido que sería nuestro para siempre. Ella encendió un cigarrillo, imitando a sus heroínas de las películas, y me hizo toser como un tísico, desacostumbrado al tabaco y al encierro. Eso despertó sus burlas y me dijo, si la memoria no me falla: "Ay, cariño, si eres tan débil como tus pulmones, tendré que cuidarte toda la vida".

La observo mientras recorre la casa como una leona. Es verdad, me ha protegido incluso de mis propios sinsabores. Por fortuna, mi debilidad ha sido manejable y soy un hombre fiel, por convicción y por ese amor que he sabido cultivar todos los días. Sofía es mi faro, mi destino. Tal como si escuchara mis pensamientos, se aproxima, me toma de la mano y aún desnudos, me insta a abrir la ventana principal para aspirar de nuevo el viento matutino.

Huellas de arena

Querido Alberto,

Te escribo a un año de distancia con la promesa incumplida de que esta crisis nos haya dejado alguna enseñanza. En unas cuantas líneas voy a trazar la perspectiva que puedo vislumbrar a cinco meses de iniciada la pandemia de covid-19 y el panorama que me rodea en este momento histórico.

Es domingo y estoy disfrutando del rumor de un río pútrido a cuarenta metros bajo mi ventana. Ha llovido ocasionalmente y la atmósfera es brumosa, inusual para una tarde de primavera. La ciudad está en pausa, como recordarás, aunque se percibe un escepticismo creciente en torno a las medidas de confinamiento.

Tiene cierta lógica. La gente está harta del encierro y de abulia, la economía se ha cuarteado y, por mucho que seamos una sociedad proclive a la holgazanería, el hambre apremia y no hay persuasión que valga para contener la necesidad de activar de nuevo el comercio.

Cerca de donde vivo se yerguen escanciados los puestos de frutas, flores y jugos, así como la venta oportunista de caretas y cubrebocas desde la cajuela de un coche o en la fugacidad de un semáforo. Son restos de una civilización que se ha acordonado y que se asoma a un futuro incierto.

Ayer salimos con mis hijas en un trayecto de media hora y a los tres nos sorprendió la falta de acatamiento de las medidas de prevención. Circulaban coches en ambos sentidos, había gente descubierta y en grupos pequeños por las calles, y nunca vimos la inmovilidad que se presume. Tanto que la menor (que como sabes es muy ocurrente) comentó que deberíamos abrir la ventanilla del auto y sermonear a los transeúntes con un: "¿Y Susana? ¿Qué Susana? ¡¡Su sana distancia!!" Lo tomamos en broma, pero nos hizo reflexionar en tanto que aún no ha pasado el peligro y la gente ya está bajando la guardia.

Hace ventipocas horas mismo se reportó el mayor número de casos en la ciudad, a sabiendas de que se están estimando a cuentagotas. Mis enfermos con covid-19 me envían mensajes varias veces al día para cotejar sus síntomas y, entre esos, así como los llamados de alarma de tantos otros, me he convertido en un esclavo del celular. Como supondrás, esta misiva la redactó desde esta patética pantalla.

Durante el fin de semana, robándole minutos a mis hijas, he terminado mi libro de crónicas para esta encrucijada. Algunas fueron sencillamente actualizaciones de lo que íbamos detectando, pero muchas más consisten en viñetas o cuestionamientos subjetivos en torno a la fragilidad y la muerte. Pienso que todavía nos falta mucho por discernir acerca del impacto que esta brutal infección tendrá en nuestro sentido de finitud y nuestros alcances socioeconómicos. Hay numerosos indicios de que los países ricos —aunque hayan perdido una proporción sustancial de su población añosa— podrán remontar esta debacle con mucha ventaja. Escandinavia, Alemania, las dos Chinas, Corea del Sur y en menor medida, Dubai y los países del Commonwealth ya repuntan con variable daño colateral.

En contraste, Latinoamérica y el Medio Oriente (salvo Israel y Arabia Saudita) van camino de un precipicio del que tardarán al menos una década en recuperarse. Algo extraño sigue pasando en África, quizá debido a la dispersión de sus comunidades, pero ni en Egipto, Sudáfrica o Kenya (que tienen centros urbanos con alta concentración humana) han informado de contagios a gran escala. Cabe preguntarse: *Nature or Nurture?* ¿Son condiciones genéticas o ambientales lo que les ha perdonado este calvario? ¿Hasta cuándo?

A este respecto es importante señalar que las creencias y las ideologías fueron las primeras bajas de esta guerra sin cuartel. Los predicadores y los tiranos vieron caer sus muros de abyección al primer embate. Trump, Erdogan, Putin, Bolsonaro y sus huestes se derrumbaron como fichas de dominó que, aún sin perder adeptos (la ignorancia y la opresión son bastante espesas), tendrán que hacer malabares para acreditarse ante el mundo.

Justo hoy que te escribo, España está abriendo las puertas y los ciudadanos de los países otrora aliados, salen en masa a las calles para celebrar Remembrance o Memorial Day, exponiéndose sin necesidad porque todavía no hemos alcanzado eso que se denomina *herd immunity*. Se avecina una segunda oleada que todos esperamos que no sea tan intensa como la que diezmó a la población europea en el invierno aciago de 1919.

Una de las implicaciones más graves de esta pandemia es la convicción de que sufren más complicaciones y mueren más quienes están al margen de la riqueza. En el noreste de Estados Unidos, particularmente en el estado de Nueva York, la tasa de mortalidad en población negra y latina casi duplicó los decesos en gente de raza blanca y con provisión de asistencia sanitaria. La obesidad y la inmunosupresión (sea por factores metabólicos, iatrogénicos o por senescencia) son a mi juicio los dos elementos que convocan más daño y mayor riesgo de fatalidad.

En mi propia práctica he visto que, si se mantiene un control estricto de las cifras de glucemia, se provee de broncodilatadores (y en situaciones controladas, esteroides por vía aérea u oral), así como aporte de oxígeno continuo y, ante todo, heparina de bajo peso molecular, los momios mejoran para los pacientes de bajos recursos. Tú sabes que son casos anecdóticos —mi práctica no permite volúmenes altos de infectados—, pero los he visto recuperarse gradualmente sin tener que acudir a hospitales o, peor aún, sucumbir con toda la parafernalia encima en una sala de cuidados críticos. El tiempo nos dirá si hicimos las cosas con buen juicio.

Hoy leí uno de los artículos más completos acerca de la patología de esta nueva enfermedad, publicado hace tres días en NEJM mediante un metanálisis europeo. Apuntan los autores que el daño endotelial y la microtrombosis con angiogénesis como resultado de una distintiva microangiopatía son características del daño pulmonar por Sars-CoV-2, y que eso lo distingue claramente de la infección por virus de influenza. Más aún, la coagulopatía en los capilares alveolares ocurre nueve veces más frecuentemente en covid-19 que en influenza y la formación intususceptiva de vasos de neoformación acontece 2.7 veces más que en el ataque por virus H1N1. Coincido en que estos hallazgos son consistentes con la terapéutica empírica que hemos (me incluyo) implementado en el mundo. Primero, mantener el gasto cardiaco, el volumen corriente y tratar de frenar la replicación viral. En este sentido, solo Remdesivir ha dado algún respiro hasta ahora, aunque se intentarán Fapiravir (disponible en México) y otros viejos antivirales en ensayos clínicos controlados. En la fase de tormenta de citocinas que claramente es la que suscita la microangiopatía, lo que da más resultados es una terapia antiinflamatoria combinada con anticoagulación adecuada y, en todo caso, ciertos inhibidores de monoquinas proinflamatorias. Yo he constatado efectos favorables con Tocilizumab y Anakinra, aunque todavía no los he usado con mis pacientes ambulatorios.

Un aspecto que me ha quedado cada vez más claro en torno a la inmunopatogenia de esta novedosa infección es que si no combatimos la microangiopatía y la trombosis capilar a buen tiempo, no puede haber recambio gaseoso por mucho volumen o presión positiva que apliquemos a través de ventiladores mecánicos. Más que intubar *a priori* y combatir la hipoxemia indolente que estamos constatando, lo prioritario es mantener el flujo sanguíneo perialveolar intacto.

Así que, en cuanto al acervo científico, no hay duda de que aprendimos mucho, si bien estuvimos centrados obsesivamente en descifrar el síndrome causado por este nuevo coronavirus. Donde no puedo abrigar tanto optimismo es si de verdad aprendimos algo de esta lección en sentido antropológico. He conocido escasas muestras de solidaridad que puedan proyectarse al futuro entre mis coterráneos. Ya no me sorprende —como antes— que procedan de la gente más cultivada, que asume una perspectiva menos parroquial y narcisista.

¿Sabes de que me ha convencido esta pandemia? De que los mayores cánceres del género humano son la desigualdad y el individualismo. Por desgracia, esos son dos anchos pilares del capitalismo, a la par que la plusvalía y el libre mercado. Escuchar a la Thatcher en un video durante una arenga parlamentaria hace casi cuarenta años (periodo en el que fui su súbdito condicionado) me hizo redescubrir este inmanente malestar de las sociedades contemporáneas, que proclaman con espléndido cinismo.

De verdad, a doce meses de distancia, ¿veremos algún remedio?

Como me resulta injusto que me percibas tan pesimista a la distancia temporal, trataré de navegar por otros canales. Creo que la generación de mis hijos será más prudente y menos tolerante. Con ello pretendo decir que administrarán mejor su tiempo, las reservas naturales y las fuentes de energía, y que al mismo tiempo se opondrán con más denuedo a la violencia y a la autarquía. Desde luego no sé si tendrán más éxito, pero habrán aquilatado la lección de esta plaga con perspectivas más sensatas. De eso estoy seguro, lo veo palpitar en mi progenie.

En cuanto a mis conciudadanos, no abrigo muchas expectativas. La premura con la que se orillan hacia la vuelta a esa pretendida "nueva normalidad" me hace anticipar que esta epidemia se alargará por varios años en América Latina y que serán más las consecuencias económicas del eco del desastre que los propios fallecimientos. Estos se irán sepultando y olvidando, con seguridad, pero sufriremos en todos los órdenes sociales la escasez y la quiebra de pequeñas o medianas empresas.

No estoy tan seguro de que los índices de violencia vayan a repuntar con la misma bestialidad a la que nos estábamos acostumbrando. Pienso que en algún ignoto subconsciente colectivo la pérdida de vidas tendrá un impacto para reorganizar el reclutamiento de sicarios y los contubernios tribales. Lo que temo es que nuestro gobierno (y mi capítulo "*Memento mori*" así lo satiriza) no ha entendido su función directriz y sigue sumergido en el triunfalismo y la complacencia. A estas alturas del daño ecológico, humano y social que estamos padeciendo, esa posición me resulta lamentable.

Espero con candor que cuando leas esta carta en los albores del verano próximo podrás externar una visión más optimista. Que tal vez habremos reconocido como especie que la vanidad, la gula y la avaricia son en efecto pecados capitales. En suma, que este coronavirus nos haya dejado suficientemente heridos para no solo lamernos mutuamente las heridas sino para confeccionarnos una nueva piel y un camino más prometedor para nuestros congéneres.

Hasta entonces, futuro yo.

Juego de abalorios

Un viento fresco nos golpeaba la cara a la entrada del campus. El flamante edificio que donara Leland Stanford estaba envuelto en niebla matutina y caía una llovizna helada que daba cuenta de la proximidad del invierno. Caminábamos despacio, enfundados en sendas gabardinas y con ese sombrero que le había regalado a mi profesor para guarecerse de la lluvia. Yo portaba uno similar, de color más sobrio, las manos en los bolsillos a falta de guantes apropiados para dicho clima. La charla había derivado en torno a temas diversos, pero lo esencial —según entendí más tarde— era dejarme un testimonio de su postura ética respecto del ejercicio de nuestra profesión.

Satisfecho de haberse actualizado al respecto de mi vida personal y mis avatares tras mi retorno a México, Smiley (nombre disfrazado) se detuvo un momento y me miró directo a los ojos, al tiempo que fruncía la frente.

—Estoy retirado, hijo (nunca me había dedicado ese apelativo). Mi posición en la academia es meramente decorativa. Ya no me escuchan y, si acaso requieren mi opinión, la desechan por banal en medio de sus decisiones trascendentes. Perdona si me recargo en ti esta mañana, pero ojalá tú puedas imprimirle cierta gravedad a mis palabras.

—Prof —alcancé a decir—, usted sabe...

—No hace falta que lo aclares —me interrumpió—. Fuiste un buen alumno, algo impetuoso según recuerdo, pero atento. Estoy seguro de que tu práctica es reflejo de esas dos virtudes, ya maduradas.

—No soy yo quien puede juzgarlo, Maestro.

—Ya, ya. Pero tus pacientes darán cuenta de ello, siempre serán tus jueces más severos.

—Alguna vez me lo dijo usted, en el bar aquel donde nos despedimos hace tres décadas.

—También lo recuerdo, Diego, eras un chaval dispuesto a restaurar el mundo.

—Me quedé corto, Profesor Smiley. Yo…

—Dejemos esas miserias, muchacho (yo acababa de cumplir cincuenta y cuatro años). Te pedí que me acompañares en este paseo para plantearte ciertas preocupaciones que me aquejan. La medicina actual ha perdido ese carisma impecable que yo quise transmitir a mis alumnos. Sé que es una idealización, pero el propósito —tú lo sabes mejor que muchos— era evitar atropellos y conservar la humildad que debemos al juramento hipocrático, a falta de otros códigos de conducta menos señeros.

Al arreciar la lluvia, me invitó a la cafetería estudiantil, donde en otros tiempos había una hermosa librería que yo recorrí incontables veces en busca de literatura clásica o poesía contemporánea. Ahí compré las obras completas de Hilda Doolittle, el *Orlando* de Virgina Woolf, mi poemario favorito de Robert Frost y la trilogía de W.G. Sebald que atesoro en mi consultorio.

Entre sorbos de café, le confesé, acaso más para mi mismo: En estos pasillos descubrí a Osler y a Yeats, Prof. Aquí también leí incansablemente alguna edición del Wintrobe y el *Walden* de Thoreau con idéntica fruición.

Smiley dejó escapar una risa corta y revisó nuestro derredor en busca de rostros familiares. La cafetería se empezaba a poblar de alumnos apresurados, mochila al hombro, tomando muffins y croissants como si no hubiese mañana. Al fondo, un grupo de chicas de raza negra —quizá las únicas que avisté esa mañana— se divertían contemplando al unísono la pantalla de un celular. A poco se dispersaron; cada cual a sus respectivas facultades. Mi maestro continuó absorto en su perorata.

—Por supuesto, la ética de nuestro quehacer es contundente: no matarás, no dañaras, no envidiarás los éxitos que ha alcanzado tu prójimo, no usarás en vano el nombre de tus maestros y no te acercarás a tus pacientes con otro deseo que el de ayudarlos.

—Muy evocativo, maestro. Ojalá todos lo tuviéramos siempre tan presente.

—Pero no te convoqué para leerte las escrituras, hijo mío. Seguramente estarás consciente del impacto que ha tenido el fenómeno del #McToo en la práctica de la edmicina en este país y, en particular, en la persecución y juicio *a priori* de ciertos académicos, cuya sentencia precede a toda absolución. Me preocupa mucho, porque como decano en retirada de esta facultad, una de las más destacadas del mundo, mi deber es conocer la verdad, pero también librarla de prejuicios. A modo de ejemplo, quisiera compartirte una reflexión que he venido ponderando en el marco de estas acusaciones.

"Hace unos meses llegó a mi atención una discusión eslabonada de forma virtual por colegas desde California hasta la Costa Este. El título del artículo ya sugiere mucho respecto de la práctica de una medicina de corte fóbico y defensivo: *Is hugging patients appropriate?*

"Recordemos que la cultura social de este país, tan sujeta a una moral maniquea, ha conducido a un distanciamiento profesional que a veces es recomendable, pero que en ocasiones se tiñe de opacidad y desafecto.

"La enseñanza tradicional de la medicina no invita a dirimir estos temas porque se considera que son poco académicos, o bien, porque se estima que cada estudiante es libre de actuar con sus pacientes en su mejor interés. ¡Como si ungirse del carisma hipocrático invalidara la sexualidad!

"Desde luego, todo encuentro clínico establece contacto físico. Comenzando por el saludo, que suscita un roce y una asertividad inmediatos, hasta el examen físico, cuyo eje sustancial es poner en juego las destrezas del médico para desentrañar los signos que integran el padecimiento del enfermo. Si bien la mirada, el intercambio de ideas y la recolección de datos patológicos o incidentales da lugar a una intimidad y una evaluación preconsciente de deseos y expectativas, es el contacto corporal en la privacidad de la sala de exploración lo que reviste más cuidado y mayor veleidad de los sentidos.

"El paciente se desnuda —o por lo menos se deshace de su vestimenta habitual y se expone— ante la mirada, la escucha y la palpación del médico. En esa instancia, es un ser completamente vulnerable (y recíprocamente dispuesto) a los dedos y ojos de su examinador. Uno puede remontarse con la imaginación a situaciones de mucha fragilidad, cuando no había manera de responder a las caricias, pero tampoco a los gritos o los golpes de un adulto. De tal magnitud es la atadura y la indefensión a la que se somete un paciente.

"En otras palabras, el enfermo está a merced del buen o mal juicio de su médico, y aunque parezca una apostasía, es también sujeto inadvertido de sus deseos. Si por cualquier razón el doctor se imagina seducido, atraído o insinuado a un acercamiento con tintes eróticos (y aquí entiéndase por erotismo toda vida de relación urdida por el deseo amoroso), puede trasponer esa tenue línea que lo separa del principio de beneficencia y la satisfacción de sus necesidades afectivas.

"La consulta se define en términos operativos. A saber, *a)* el paciente tiene un malestar, *b)* elige —si está en sus posibilidades— al especialista que mejor responde a este problema de salud, *c)* se dispone a pagar y *d)* a cambio de eso, espera una atención esmerada tendiente a la resolución del mal que le aqueja.

"Este esquema es verdadero para cualquier forma de atención clínica, psicoterapéutica o quirúrgica. Sus variantes (es decir, los terceros pagadores, las mutualidades, la seguridad social, etc.) solo delinean configuraciones más o menos arbitrarias del ejercicio de la asistencia, pero no escapan a tales premisas elementales del quehacer por el bienestar humano.

"Si el médico se ciñe a esta estructura, verá que el paciente no está ahí por sus atractivos personales o su capacidad de seducción, si bien puede inferir que ha depositado (transferido) en él virtudes que quizá escapan a la realidad. 'No sé qué haría sin usted', '¡Qué claridad tiene, doctor!', 'Me urgía verlo' son frases habituales en el territorio clínico, mas no implican una declaración de amor en el sentido lato, sino una expresión de desamparo frente a un individuo a quien se le asignan capacidades sobrehumanas para la cura.

"En el psicoanálisis, estas demandas afectivas, con mayor o menor énfasis histérico, se producen todos los días y son, exquisitamente, el material con que se trabaja para subrayar (interpretar) al paciente sus deseos y la necesidad que tiene de gratificarlos, al precio que sea. Por eso, el trabajo analítico no puede ser reducido o confinado a ciertos desenlaces, porque se fundamenta en la relación transferencial que el paciente, desde la penumbra de su neurosis, hace del analista, *quien se abstiene* y con ello auxilia al paciente para resignificar la perversión o angustia que concita su deseo sexual.

"Sin embargo, el quehacer médico no pasa por ahí, desafortunadamente. Se presume que por el solo hecho de desmembrar cadáveres, ejercitar los sentidos y vestirse de blanco, los practicantes de medicina se tornan inmunes a los "placeres de la carne" y que pueden sublimar sus instintos para depositarlos en la vida familiar o académica.

"No tenemos estadísticas confiables, mucho menos en países como el tuyo donde los abusos sexuales se ocultan por vergüenza o falta de responsabilidad legal. Pero es un hecho innegable que, en muchas consultas, se han transgredido los marcos éticos que presuponen el cuidado y el esmero por proteger la fragilidad de los pacientes. La mayoría de los casos implican mujeres jóvenes en manos de médicos del sexo opuesto, que exceden sus habilidades de palpación y terminan en caricias. Que tal abuso de confianza pueda reciprocarse o al menos percibirse con ambigua gratitud, no invalida el hecho de que es una violación del juramento hipocrático y una flagrante infracción de la ética más elemental en la atención al prójimo.

"Lo monstruoso es que no haya castigos ni provisiones acordes a esta transgresión de la intimidad; que pasen desapercibidos, salvo para la víctima. Otros tantos crímenes impunes. Pero eso está cambiando, y a pasos acelerados.

"Ante la pregunta de si es permisible abrazar a un paciente, conviene recordar que el cariño es una forma de atención humana, tan deseable como una buena prescripción o una cirugía sin complicaciones. Pero saludar con cordialidad, despedirse con un beso o tocar con ternura son artificios del quehacer clínico, no su hechura fundamental. Lo esencial en el cuidado de un enfermo es proporcionarle una salida a su padecimiento, digna, tan expedita como sea posible y, si eso no está al alcance, brindarle la mejor atención y garantizarle el menor sufrimiento. Todo lo demás, amor o gratitud, es accesorio".

Noté a Smiley cansado y desvié la conversación a temas más triviales. Había cumplido su misión aquella mañana. Me pareció inferir su postura, a sabiendas de que esa misma tarde, un profesor de fisiología tendría que enfrentar cargos por haberse sugerido a varias alumnas a lo largo de dos décadas. El rumor es que no había pasado de ciertas insinuaciones poco apropiadas para un hombre de edad, pero el cuerpo docente de Stanford había decidido que no se iban a permitir conductas que dieran pie a los abusos sexuales o de cualquier tipo. Ambos festejamos esta política, sobre todo porque pone de manifiesto la verdad por encima de los supuestos.

Lo dejé en su dormitorio con un abrazo que extendió mi hondo cariño hacia su estatura moral y me alejé por los jardines de Palo Alto envuelto en cavilaciones.

Espero que esta manera de proceder se extienda a otros horizontes, donde se permita escuchar ambas versiones, la de los acusadores y la del implicado con el mismo peso, para que sea la justicia —ciega o, al menos, tan neutral como se concite— quien dirima la culpa y el castigo.

Pulsión de muerte

Se levantó con ganas de hacer daño. El barrio apestaba a diésel y los perros no habían parado de ladrar toda la noche. Encendió el primer cigarrillo del día y experimentó una náusea incontrolable. Corrió al retrete y se hincó profiriendo insultos, presto a vomitar. La acidez le llenó la boca y advirtió de nuevo el tufo de alcohol barato que lo acompañara bien entrada la madrugada. La mujer que consiguió seducir en el bar de alterne —al menos una década mayor que él— se había marchado no bien cobró los treinta euros que acordaron, ambos beodos y repelidos uno del otro.

Cuando por fin cedieron las arcadas, con el estómago vacío y el sabor de bilis en los labios, se incorporó para hervir café y mordisquear un pan que llevaba varios días de abandono. Quedaba un poco de mantequilla rancia y mermelada de fresa cuya fecha de caducidad era ilegible. El primer bocado alivió la náusea, pero acentuó la rabia que lo corroía por dentro.

Buscó su teléfono móvil bajo el camastro y se enfureció aún más al encontrarlo sin carga, la pantalla opaca, abyecta oquedad. Se bebió el café de un sorbo, que le resultó inmundo, y salió a la calle a buscar pleito, la navaja suiza en el bolsillo izquierdo.

El ruido de autobuses y los comercios lo atenazó de golpe, como una ráfaga de estímulos que arreciaron el dolor de cabeza y lo obligaron a volver sobre sus pasos. El Bar Unión estaba abriendo sus puertas y se coló el primero para ordenar un café con leche y una palmera con voz ronca. El dependiente ni siquiera lo miró, acostumbrado a estos descastados que irrumpían en su negocio sin anunciarse y a deshoras. Se tomó su tiempo, no tanto para exasperar al intruso sino para establecer autoridad y prioridades.

La actitud, visiblemente displicente, irritó a Serafín, que estuvo a un instante de sacar su arma. Lo contuvo la entrada súbita de tres oficinistas, que comentaban las noticias en torno a la epidemia que se avecinaba. Tanto el barista como el maleante se giraron para prestar atención a la charla, sin devolver el saludo y sumidos en su expectativa recíproca. Don Ambrosio no pudo evitar un suspiro de alivio al verse acompañado frente a ese advenedizo que lo incomodaba tan temprano.

Los recién llegados ocuparon la barra del fondo y se azuzaron mutuamente para ver quién ordenaba. Ambrosio siguió con su rutina sin dejar de observar con el rabillo del ojo al primer cliente.

Su aspecto era de pocos amigos. Pantalones vaqueros roídos, la chaqueta manchada de aceite y el cabello desordenado, con una barba de una semana y ojeras de otras tantas noches de desvelo. Su presencia y su aliento repugnantes infectaban la atmósfera.

Como si pudiera adivinar sus inquietudes, Serafín se acercó de golpe y con voz estentórea, le espetó:

—¡Qué coño tienes, viejo! ¡Apura ya! ¡Más me valía haber cosechado el café yo mismo!

El aullido sacudió a los otros comensales y echó hacia atrás a una pareja que justamente entonces atravesaba el umbral de la cafetería. Con el susto, Ambrosio derramó media taza del café que preparaba y trató de calmar al agresor extendiéndole la palmera envuelta en una servilleta encerada.

—Perdona —respondió, atemorizado—. Ahora mismo te preparo otra taza, la máquina necesitaba calentarse.

—No me jodas —gruñó Serafín y le arrancó el pan dulce de la mano.

Cuando se dirigió a su rincón, los tres jóvenes lo miraban con una mezcla de estupor y desprecio.

—Y vosotros, ¿qué estáis mirando, idiotas?

El insulto hizo que Jaime y Arturo, ambos aficionados al atletismo, se incorporaran de un brinco y se le fuesen encima. Los bancos rodaron hacia la puerta de cristal, y una de sus hojas explotó en añicos, arrastrada por el peso del malandro que había provocado la pelea.

—¡Alto, que vais a deshacer mi negocio! —gimió entre aspavientos el dueño, ahora sí muerto de miedo.

Los dos chicos se detuvieron antes de propinarle una golpiza a Serafín, pero este, contundido por la caída, se repuso enseguida y sacó la navaja automática lanzando cuchilladas en el aire. Un zarpazo alcanzó a Jaime en el pecho, que se llevó la mano para contener la sangre. Arturo a su vez se enrolló el jersey en el antebrazo y de una patada en los genitales, dobló a Serafín, que cayó de bruces entre los vidrios rotos. El propio atleta tomó un banco y lo quebró en el lomo del maleante, que perdió la conciencia tras abatirse desplomado.

La policía tardó varios minutos en acudir al lugar de la riña. Dos agentes, hombre y mujer, pistola en ristre, esposaron a Serafín y llamaron a la ambulancia para atender al herido, pese a que Jaime insistía que era solo un rasguño superficial. Ambrosio contemplaba toda la escena tratando de barrer los escombros y ajustar la puerta rota mientras se llevaban preso a Serafín. Este, aún aturdido y flanqueado por los gendarmes, lo miró con tirria y escupió una mezcla de saliva y sangre a sus pies.

—Ya volveré, anciano inútil. No te vas a librar de mí.

—Vamos, imbécil; déjate de amenazas —le sacudió la policía, dándole un manotazo en la cabeza y empujándolo a la patrulla abierta.

Las semanas siguientes pasaron sin mayores contratiempos, si bien Ambrosio no podía alejar aquella mirada enfurecida de su mente. Cada vez que abría el bar, a las 7:15 en punto, oteaba a ambos lados de la calle, temeroso de encontrarse de vuelta con ese espanto que había violentado su negocio. Un amigo le recomendó comprar una Luger ("la mejor arma de la guerra, añadió") pero se requería un permiso especial de la Comunidad Autónoma y desechó la idea. A cambio, se proveyó de un bate de beisbol que le trajo una sobrina de Chicago, grabado con un escudo indescifrable de un equipo al que bautizaron —tontamente— como las "Medias Blancas", según ella misma le tradujo.

Entrado el invierno, una de las viudas del barrio, bastante afecta al chisme, le confesó entre dientes que Serafín había salido del penal mediante libertad condicional y se le había visto rondando el barrio en las últimas semanas. Esa noche, Ambrosio atrancó la puerta de su bar y puso el bate justo atrás de la caja registradora, convencido de que había llegado la hora de agazaparse en su trinchera. A sus setenta y cuatro años, era un hombre robusto, aunque flácido de carnes y pasado de kilos, lo que le restaba movilidad. Desde que enviudara siete años atrás, la próstata le consumía las madrugadas y la ciática sus tardes. Tenía como única distracción sumergirse en los crucigramas de Mambrino y repetir las series de televisión del lejano oeste, donde invariablemente triunfan los hombres rectos.

La madrugada que nos ocupa, oyó ruidos inusuales en el callejón contiguo, como si los perros se disputaran el contenido de los basureros. Pero los ladridos no llegaron a sus oídos, sino la voz ronca de un hombre que maldecía y pateaba los tambos para regar los desechos acumulados de dos días de trabajo. Era él, sin lugar a dudas, que estaba de vuelta para cometer más ultrajes. El viejo, bañado en sudor, se acercó a la ventana y vio alejarse la sombra del malhechor zigzagueando en su embriaguez, los brazos caídos y algo que podría ser una ganzúa colgando de su mano izquierda. Ambrosio se enredó la bata como pudo y bajó de prisa a revisar el candado de la bodega. Estaba violado y colgaba como un mono muerto de la aldaba.

El estruendo no se hizo esperar. El empellón brutal que Serafín propinó al portón hizo que el negociante cayera de espaldas entre los cartones de leche y se golpeara la cabeza. Aturdido, pudo apenas discernir la figura recortada en la penumbra, blandiendo una cachiporra y en actitud de ataque. Entre los trastos caídos, Ambrosio buscó algo con qué defenderse, que le sirviera de escudo o al menos le permitiera contrarrestar los golpes. Fue cuestión de segundos. Con un esfuerzo descomunal, se estiró para alcanzar un destornillador que solía dejar clavado en la pared para ajustar los goznes de la entrada posterior.

El hampón se lanzó de un salto sobre el viejo, dispuesto a reventarle la cabeza a mazazos. A tientas, Ambrosio tomó la herramienta con dos manos y la empuñó sobre su pecho cerrando los ojos para recibir el embate del asesino. El primer golpe en la sien lo dejó semiconsciente pero no soltó su arma improvisada. Al caer sobre su víctima, el destornillador se clavó junto al esternón de Serafín, que nunca adivinó ese lance. La hoja siguió como un estilete cercenando el bronquio y la arteria pulmonar izquierdos, rasgando el cayado aórtico y perforando de lado a lado el pulmón para emerger debajo del omóplato. El cuerpo del agresor se aflojó de golpe y emitió una bocanada de sangre que manchó el cuello y buena parte del pijama de Ambrosio. Tumefacto y asqueado, el viejo empujó el cuerpo inerte a un lado y retomó el aliento como quien emerge de una gran profundidad, consciente de que tenía rotas más de dos costillas.

Los gendarmes y los paramédicos lo encontraron ensangrentado, aún jadeante, sentado en un sillón del bar; con una servilleta cubriendo la sien lastimada y un vaso de licor a medio consumir pendiendo de la mano libre. Tuvieron que derribar la puerta —esa que Ambrosio apenas había reparado— para acceder a la escena del crimen. Nadie presentó cargos, desde luego; se declaró un acto en defensa propia por consenso. El aspecto y la edad del hombre lo exoneraban sin más averiguaciones.

El Bar Unión reabrió una semana después para deleite de sus clientes habituales, que escucharon de cotilleos e infundios aquello de que don Ambrosio había liquidado a una banda de narcomenudistas que intimidaban al barrio. Alguna vecina le trajo flores y unas más, postres hechos en casa para festejar la proeza. El hombre se dejó agasajar y se dice que poco a poco logró conciliar el sueño, aunque de noche conservara el bate y el destornillador junto a la entrada. Entretanto, la rutina ha vuelto al barrio Puente de Vallecas como un viento sucio y anodino.

Hacer el bien

La guerra civil que asoló Catalunya lo despojó y lo lanzó al destierro. Un maletín y su magra experiencia de recién graduado como único bagaje. Atravesó la frontera por Perpignan entre sombras y quiso unirse a la resistencia fungiendo de enfermero. Pero su detención y ulterior reclusión en el campo de concentración de Barcarès como "extranjero indeseable" lo impidieron. Fue uno de tantos secretos que se llevó consigo. Yo lo conocí medio siglo después y conservaba un aire fresco, esa ligereza para andar y para reír que derrotaba cualquier amargura.

Supe que durante la ocupación ejerció diversos oficios, algunos afines a su pasión por la medicina, porque ni propios ni conquistadores lo dejaban ejercer. Al terminar la guerra, su mejor credencial fue haber combatido en la clandestinidad por el bando triunfante, acaso algunos testimonios de su entrega y su manifiesta compasión para con los heridos.

Poco después del desembarco de Normandía, había atendido a una joven comunista, diestra con el fusil, que cayó alcanzada por un francotirador en Vosgues. Ella se enamoró de su afabilidad y él de su entereza. La vio partir incontables veces hacia el frente con el juramento de volver para casarse. "Jamás por la Iglesia", le repetía, partisana al fin, encarada con la incertidumbre de un futuro libre de fascismo.

Al fin, tras declararse la paz ese invierno sombrío de Versalles, lo buscó en el hospital de campaña donde hicieran el amor por vez primera, mitigando los gemidos para no ser sorprendidos. A Francisco lo habían movilizado a las afueras de Montpellier para atender a los mutilados y reubicar a los españoles que vagaban sin rumbo huyendo de la dictadura franquista. Tardaron varias semanas en reencontrarse. Ella preguntó por él a todos los milicianos hispanohablantes con quienes se topaba, él a su vez la buscaba entre los camastros del hospital militar, cierto de que no habría de ceder hasta rescatarla.

Cuando entró al café de la Mairie en Saint Sulpice le resultó más hermosa que nunca. Vestía su chaqueta de miliciana y un vestido azul roído en los bordes, su cara enrojecida por el frío apenas se adivinaba bajo la boina. Tenía las manos heladas, con callos frescos de batalla.

Decidieron que la vida estaba aquí, lejos de la persecución fascista. España trepidaba bajo una sombra funesta. Muertos o exiliados los hermanos, habría que construir una existencia a empellones en un idioma apenas descifrado. Alquilaron un minúsculo apartamento en la Rue Jeanne d'Arc y ahí mismo solicitó el permiso para abrir un dispensario. Un amigo militante del Hôpital Pitié-Salpêtrière consiguió que le autorizaran consultar exclusivamente exiliados republicanos, a precios de pesetas, y bajo esa enjuta consigna arrancó su práctica privada.

A falta de empleo para veteranos, ella fue su primer asistente, y tuvo que suavizar el carácter para recibir a los enfermos que arrastraban la melancolía del exilio y los abigarrados síntomas del abandono. Gradualmente se hicieron de un gabinete bien pertrechado, con una sencilla máquina de rayos X, un pequeño quirófano para suturar y una farmacia abarrotada con lo esencial, a falta de insumos especiales, que el gobierno le negaba. Ocasionalmente los donativos ayudaban para adquirir sulfadiazina y estreptomicina, tan valiosas como escasas en esos años de penuria y reparación.

Era un médico jovial, aunque enérgico al estilo paternalista de la época, de letra impecable y memoria exquisita. Sin quererlo, se fue afrancesando para adaptarse a las costumbres y por abrigar la esperanza de ser reconocido como ciudadano legítimo. Ostras y Pinot Noir para Navidad, café au lait con biscotte bien temprano, visitas obligadas al Louvre o al Grand Palais para las exposiciones temporales, primavera en el Bois de Boulogne y conciertos de invierno en la Saint Chapelle.

Sin advertirlo, aquel pequeño estudio dio lugar a un apartamento en la Rue Tolbiac y espacio para los hijos. Las consultas a domicilio se derivaron en colegas jóvenes que querían aprender de la "clínica de trincheras", como Francisco solía bromear, tan distante de la Sorbona como en su años mozos. Creció el personal y su esposa encinta se dedicó a la crianza y al nido, donde nunca faltaba el vino, las burbujas y la mantequilla.

Alguna vez lo acompañé en sus paseos hacia la Cité Universitaire con el pretexto de que el contacto con los estudiantes lo rejuvenecía. Más bien creo que añoraba sus tiempos en la residencia de Madrid, donde se hizo médico bajo los auspicios de la República, rodeado de cómplices desenfadados y un horizonte iluminado de promesas.

Su trato con los pacientes era de una calidez inusitada: los escuchaba atentamente desde su corta estatura, a veces de pie, con las manos sumergidas en su larga bata blanca; los ojos ansiosos detrás de las gafas sin marco, dotado de una paciencia que me exasperaba. Ni una sola nota, ninguna interrupción hasta que el enfermo tomaba aire para concluir el relato. Solo entonces decía en voz tenue: "Vamos a ver, vamos a ver". Y acto seguido, afectuosamente señalaba el biombo de tela, asintiendo para que su enfermera —una robusta malagueña que lo leía como libro abierto— tomara del brazo al exhortado e iniciara el ritual exploratorio.

Por fin, ya septuagenario, el gobierno francés le otorgó el título de Médecin que ostentó con humildad y alguna lágrima tras recoger el diploma que, pese a su formalidad y justicia, no acreditaba cincuenta años de servicio a su patria adoptiva. Los festejaron su mujer, proclive a la demencia, y una hija (ella sí graduada en la Sorbona) que supo aquilatar ese éxito tardío.

Su práctica no cambió un ápice tras el reconocimiento: puertas abiertas a las nueve, sin distinción de género o raza. Y a pesar de que su voz se fue apagando —y supongo que ya no destilaba aquella energía de antaño—, recibía a todos sus enfermos con el mismo candor y la misma ternura.

Miles de desterrados pasaron por ese dispensario; embarazadas, heridos del alma, sonámbulos y moribundos. A todos les dio un lugar, compasivo, estimulante. Imagino que deben recordarlo en Nochebuena, al destapar champaña y saber que esa ceremonia era su gran placer mundano.

Soledad, eterna compañera

A la vera del barranco donde habito, ondea una bandera desteñida que no han retirado desde el pasado mes patrio. Es un símbolo discreto, que parece abandonado al viento, sin tiempo ni destinatario. Asoma por un patio de tabicón gris, al margen de varias casuchas que se agolpan en lo alto de la ladera. Flanqueada por eucaliptos y la pestilencia de un arroyo de desechos que surca mi horizonte, es una imagen recurrente que no ha cambiado en varias generaciones. La pobreza coexiste con el incipiente progreso y, en algunos casos, bordea la ostentación y el lujo como dos enemigos que han aprendido a tolerarse para subsistir.

He regresado a esta ciudad dos veces tras una larga estadía en el extranjero, más o menos consciente de los pasos que me alejaron en primera instancia. Me topo invariablemente con la falta de un curso prometedor, la esperanza de emerger del tercermundismo, la promesa de una sociedad más uniforme y menos resentida.

Tengo la fortuna —no sin esfuerzo— de haberme acomodado en una profesión que me llena de gratificaciones y me permite estar en contacto con el sufrimiento y la bondad humanas, tan disímbolas y tan afines a la vez. Acuden a mi consultorio los parias del capitalismo, que no han podido remontar su ontogenia por falta de oportunidades y fracasos laborales. Reciben el mismo trato (si bien menos cobro) que los que ostentan mansiones, empresas o discursos flamantes, porque la enfermedad y la incertidumbre nos uniforma a todos, en la fragilidad y en el anhelo.

Esta mañana recibo a un trabajador que lo ha perdido todo, incluyendo la vista, revocada por una diabetes que nunca se atendió, hasta que hizo mella en sus riñones y su retina sin perdonar vaso alguno. Su tono es apologético, como si tratara de reparar un descuido centenario.

—Doctorcito, ¿me puedo tomar estas medicinas? ¿No van a dañar más mi orín?

Le envuelvo la mano con prudencia antes de responderle, de cara frente a sus ojos inertes:

—Mire, lo mejor en este momento es ajustar los medicamentos para que no le causen reacciones adversas. Sus riñones están muy cansados y vamos a procurar darles el mayor tiempo y la mayor calidad posible. Pero es poco lo que podemos hacer para salvarlos. ¿Me entiende?.

—Es que me descuidé mucho, doctor, y ahora lo lamento cada día —la voz quebrada, casi inaudible—. No me juzgue usted mal por favor, es la ignorancia…

El juez más severo —pienso sin decirlo— es usted mismo, Ramiro. Y me limito a contener su dolor y buscar una salida airosa a su predicamento.

Dicha escena refleja la encrucijada a la que nos vemos atenidos los médicos cuando nuestros recursos son insuficientes para restituir la salud. No se trata de hacer "todo lo posible", porque la futilidad en medicina es un escollo que lastima a propios y extraños. Nuestro cometido es ante todo el de ofrecer alivio, en el sentido amplio del término. Es decir, brindar alternativas y buscar soluciones, pero también cobijar el pesar de quienes no tienen remedio.

Mis primeros encuentros con esta disyuntiva se dieron en los años de entrenamiento, cuando solo la intuición (y un aceptable bagaje emocional) me permitían adentrarme en ese territorio tan escabroso de los afectos de mis pacientes. En aquellos pasillos en penumbra, surcando las noches dilatadas de las guardias, aprendí a bosquejar las oquedades del tormento humano. Muchas veces me equivoqué, porque quise consolar al inconsolable o, peor aún, ofertar opciones cuya gravedad me rebasaba. Supongo que causé también desilusiones, porque apelaban al salvador y no sabía entonces cómo deshacerme de ese aparente poder mesiánico que me envolvía.

La bata o el uniforme impecable del estudiante eran como una armadura y mis cofrades y yo nos lanzábamos a la reyerta pensándonos invencibles y capaces de remontar cualquier obstáculo. Cierto, estudiábamos más allá de nosotros mismos, leíamos con fruición todo lo que estaba a nuestro alcance y aprendíamos como esponjas ávidas cada ritual, cada proceso diagnóstico, cada incisión o procedimiento terapéuticos. Pero nuestra experiencia distaba mucho de darnos la perspectiva que requiere el dolor y la muerte.

Ahora que lo veo a distancia, pienso en esa candidez como un atributo o un simple precedente. Éramos jóvenes, por supuesto, y el mundo estaba ahí para ser acometido.

Con la edad, me resisto a perder el entusiasmo, aunque a veces me estorbe la monotonía. Tengo una agudeza diagnóstica que hubiese envidiado hace cuatro décadas, pero me falta la frescura que veo en mis alumnos, quienes se sorprenden de cualquier signo como si descubriesen la ruta al paraíso. Ellos son quienes me enseñan día con día, porque inciden en la semiología o la patología como genuinos aventureros. Tal es la magia que subyace al arte de curar.

Pese a nuestros detractores, que arguyen que somos una cofradía displicente y engreída, deben saber que transitamos entre el sufrimiento y la esperanza bastante solos, ocasionalmente con el aliento de un colega, la admiración de algún paramédico o la constancia de nuestra familia, que duda tanto como cree en nosotros.

Pero afrontamos los titubeos y los equívocos en un rincón de la conciencia, haciéndole frente al reclamo de nuestros maestros (sobre todo los que han fallecido) y al desconsuelo de los familiares de nuestros fracasos, que no sabremos perdonarnos a menos que alcancemos un logro pronto, que acaso haga menos pesada la zozobra.

No pretendo homologar mi profesión a un sacrificio o un apostolado —como se suele decir— porque es con mucho un largo camino trazado con denuedo y dedicación. Nadie nace profeta ni se hace un ídolo sin perder piso. La medicina es una autócrata intransigente que no perdona las debilidades o las vacilaciones; exige todo el tiempo, sin reparo, sin descanso, y premia muy de tanto en cuanto, para evitarnos la soberbia o la ceguera.

Desde esa perspectiva, hacerse médico es un trabajo de constancia y humildad, quizá por eso aceptamos someternos a un régimen militarizado (la residencia) para alcanzar una especialidad y cierto prestigio. Quien elija su destino por ganar poder o enriquecerse, se topará más temprano que tarde con sus propias veleidades y tendrá que rendirle cuentas a sus pacientes por su falta de ética o de juicio. No hay amo más riguroso que el quehacer médico, ni soledad más profunda que la de quien pierde un enfermo, por error o por descuido.

Ahora bien, trabajar en un país pobre, con recursos limitados, ante personas que difícilmente pueden costear una atención de calidad, es de suyo demandante. Y no me refiero aquí a la inmunoterapia del cáncer o los trasplantes de pulmones o médula ósea, que son impagables para la mayoría de los latinoamericanos. Aludo llanamente al esmero que requiere cualquier enfermo, los estudios básicos de laboratorio y los insumos o medicamentos que un accidente o una enfermedad crónica pueden precisar.

Cada semana recibo varios pacientes que no alcanzan a cubrir mis honorarios y que atiendo con agrado, lo que seguramente comparto con numerosos miembros de mi profesión, porque nos sentimos obligados a saldar la deuda de una educación universitaria privilegiada (la UNAM) donde pagábamos lo mismo que nuestros compañeros más menesterosos. Es un compromiso que asumimos sin presunción alguna; es una responsabilidad moral que nos debemos como miembros de una sociedad pobre y desigual; en un país que a veces se antoja carente de futuro.

Más aún, esas consultas nos devuelven una y otra vez el sentido del deber que tenemos hacia los más necesitados, y nos queman las alas (como Ícaros contemporáneos) por acercarnos demasiado al sol de la arrogancia. En ese tenor es un privilegio atender con la misma devoción a todo aquel que nos visita, valiente o cobarde, vencido en su fragilidad o en su tortura.

Toda narrativa del padecimiento reviste en cierto modo un drama. En él se entrecruzan la historia familiar de cada sujeto, su manera de cuidarse y de afrontar lo inefable, así como la sensación de pérdida y de incertidumbre que trazan el éxodo hacia lo desconocido. En pocas palabras, la tragedia de nuestra finitud y de nuestra indefensión frente a todo anhelo insatisfecho. Esos relatos son al fin y al cabo la fuente donde abreva la sabiduría del sanador. Más nos vale escucharlos con cuidado.

Mientras escribo lo anterior, la ciudad calla a mis espaldas. Cae la noche y solo mis libros están conmigo. Mi estetoscopio cuelga solo en el cubículo contiguo en espera de que otro pecho le de vida. Me percibo cansado, si bien complacido tras una jornada donde obtuve más sonrisas que desatinos. La gente regresa a sus hogares y una luz parpadea en el techo de mi consultorio… mañana será otro día.

Como colofón, para quienes han visto de cerca la muerte y parafraseando a Georges Moustaki hace casi una eternidad, puedo decirles: *"Non, je ne suis jamais seul, avec ma solitude"* [No, yo jamás estoy solo, me acompaña mi soledad].

Turba y furor

Estamos asistiendo a tiempos convulsos, donde la profusión de imágenes, la tecnología de información y la violencia se entrelazan de manera paradigmática. Nunca como ahora los eventos de otras latitudes estuvieron tan cercanos y nunca los vínculos tan laxos. Los seres humanos vivimos atrapados en la voracidad y lo efímero de nuestras pantallas —cuando podemos pagarlas— pero realmente no estamos conectados ni informados. Nos miramos sin vernos, nos oímos sin escucharnos y asistimos a las mismas reuniones o intercambios sin dejar de otear nuestro teléfono móvil de tanto en cuanto, aburridos de aburrirnos.

Pueden caer cohetes en Medio Oriente (cosa por demás frecuente) y de inmediato aventuramos consecuencias sin conocer siquiera los detalles que motivaron tal afrenta. Tomamos partido según nos orilla el vendaval mediático. ¿Quién recuerda la historia de Persia? ¿Quién entiende las exigencias geopolíticas que subyacen al petróleo y a los yacimientos de agua iranís? ¿Y el papel tenebroso que juegan China, Rusia y la OTAN en esta cena de negros, quién se atreve a analizarlo?

Precisamente por la celeridad con la que se generan y son sobreseídas las noticias cotidianas, pierden relevancia en muy poco tiempo, consiguiendo así una masa de ciudadanos supuestamente "conectados", pero que carecen de conocimientos profundos acerca de su realidad y los avatares de las diversas sociedades contemporáneas. Valdría la pena preguntarse quién tiene presente la asolada de Tienanmén o lo que significó el tristemente célebre Corralito para millones de coetáneos, o más cerca aún, la explosión de San Juanico. Y con mayor pertinencia, qué significado político y social tuvieron cada una de estas tragedias.

Hace doce lustros, el gran pensador Elías Canetti nos legó su tratado *Masa y poder*. Canetti sostiene en su libro —tan actual e ilustrativo a la vez— que lo que llamamos civilización parte de una horda primitiva que él denomina *muta* (algo que significa tanto alzamiento como jauría). Es a su vez el sustrato del poder y el comportamiento que sostiene a la sociedad masificada. Para sustantivarse y sobrevivir, la *muta* tenía que ser agresiva, voraz e implacable. Con sus variantes, nos dice el autor: "[Esta masa de acoso] sale a matar y sabe a quién quiere matar. Con una determinación sin parangón avanza hacia su meta; es imposible privarla de ella".

En cierto modo, tan singular ejemplificación pone de relieve —auspiciado por la ideología religiosa imperante— un mundo escindido en dos grandes bloques o masas antagónicas, la de los fieles y los infieles, que deben combatirse siempre y recíprocamente para justificarse y prevalecer. En el caso del Islam, no solo se trata de yihadistas dispuestos a cometer actos atroces en nombre de Alá, sino de una peregrinación pacífica, imbuida de sometimiento y adhesión en torno a la gran Kaaba en la Meca. En contraparte, el cristianismo habla y promueve la paz en nombre de un dios misericordioso, pero alienta la guerra santa (Afganistán, Irak, Vietnam y tantos otros ejemplos) en nombre de "la defensa de los valores occidentales".

Lo cierto es que las masas se asimilan en torno a un enemigo común. En la escenografía reciente, si Trump decide asesinar a un jerarca militar chiíta, ha conseguido —¿sin quererlo?— amalgamar el odio de todas las facciones musulmanas en Medio Oriente en contra de sus pretensiones imperialistas. Por supuesto, un conflicto bélico es absurdo, porque la fuerza del ejército norteamericano es descomunal y aplastaría en unas cuantas semanas todo intento de agresión frontal. Basta comparar el crimen quirúrgico de los drones estadounidenses, que no requieren más que tecnología y un experto en balística, contra la docena de petardos que la Guardia Revolucionaria lanzó contra las bases militares en Irak, causando solamente un exabrupto en el sueño de los colonizadores. Por cierto que a la conferencia de prensa del mandatario norteamericano, tan temida como esperada, solo le faltó un toque de buen humor para que fuese un rotundo chiste. Más de lo mismo.

Nadie está exento de la propagación de esta violencia que caracteriza a nuestra especie, sea en forma de narcocriminalidad, expansión territorial, asesinatos en escuelas públicas o protección de intereses capitalistas en cualquier rincón del orbe. Somos víctimas o predadores, quienes se adhieren a una causa en apariencia justa y sus detractores, infieles o caudillos. Nadie se salva.

El ejemplo obvio es el ascenso de Trump, cuyo apellido significa indistintamente triunfo o pedo. Un billonario estridente, fanfarrón y misógino que se jacta de no respetar a ninguna autoridad más que a sí mismo. Que escoge mujeres como si fuesen objetos de cambio, a quienes denigra o desecha. Que produce su propio *show* de televisión, cínico y reacciona-rio, y que se aloja en su torre de marfil en la capital del Imperio moder-no, Midtown Manhattan.

Durante su campaña dedicó todos sus recursos y energía a descalificar a sus contrincantes; por ineficientes, por inocuos, acusándolos de lacayos del sistema o de pusilánimes ante las amenazas —en su mayoría ficticias y exageradas— que se yerguen contra su país. El Estado Islámico tanto como los inmigrantes que roban y asesinan, la usurpación de puestos de trabajo tanto como la avaricia de la industria china, los tratados econó-micos a la par con el terrorismo internacional.

Poco a poco, su discurso aglutina la inconformidad con la paranoia, y la percepción de que un santuario a prueba de toda inestabilidad no solo es deseable, sino que es genuinamente posible. En pocas palabras, el ideal se transforma en cumplimiento de deseo. Lo único que se antepone es refrendarlo, votar de nuevo por él, elegirlo no obstante sus diatribas y dis-parates. El mesías económico, el que devolverá de una vez y para siempre a sus paisanos la titularidad y el respeto que merecen.

Hemos escuchado repetidamente que Trump no ganó el voto popu-lar, que fue el sistema anómalo de votos electorales lo que le permitió ha-cerse con la presidencia. Por el contario, ganó con toda la fuerza y el es-trépito que le proveyeron la prensa y la televisión, con el refrendo de sus compromisarios que lo alababan en letreros, símbolos, gorras y camisetas. *Make America great again* no fue solo un eslogan, fue la causa y el motivo, la voz que se gritaba y se susurraba, la que se temía pero a la vez se de-seaba sin objeciones.

Me parece además que es una trampa necia querer asimilar a este dés-pota con Hitler, Stalin o Nerón, para fines prácticos. Lo único que tienen en común es la autocracia, pero se entronizaron en circunstancias sociales y épocas muy distintas. Los dos primeros aupados por sus partidos para erigirse en salvadores —del sometimiento o la confusión política—, pero ante todo pertrechados por guardias pretorianas que garantizaron su as-censo. Parecido a Tiberio Claudio Nerón quizá, salvo por las manos su-cias de Agripina y la conflagración de Cayo Ofonio Tigellino.

Es verdad que hay lugares comunes, pero lo más constante es la nece-sidad de las masas por verse legitimadas y arrastradas en un clamor uní-sono. Los convoco a pensar en los *rallies* republicanos tanto como en las arengas de Nuremberg o las adoraciones públicas de los líderes religiosos.

Dentro de la masa, parafraseando a Canetti, las personas no son adversarios o entes distintos, que privatizan su espacio en relación con el otro. Se constituyen inconscientemente en aliados —motivados por la música, el color y los símbolos de pertenencia— cuyas emociones se dirigen y descargan contra un enemigo común. Como omnívoros, carnívoros deseantes, los seres humanos queremos devorar, destrozar, comernos al que se nos opone, insiste Canetti. Los dientes son un arquetipo de poder y sus atributos —la mordida, la gesticulación y la mandíbula apretada— son la metáfora actuante del orden y el dominio.

Más que un antídoto para combatir nuestros temores y aislamiento, la masa es una poderosa fuerza ecualizadora y reivindicativa.

El insigne autor búlgaro (a la sazón alemán y suizo), también Premio Nobel, formula cuatro atributos propios de las masas. A saber:

1. *La masa necesita crecer.* Carece de límites naturales y propugna por su expansión y proselitismo.
2. *Dentro de la masa hay igualdad.* Las diferencias individuales se diluyen. De hecho, todas las teorías democráticas y de justicia, a que tanto apelamos, se derivan de la experiencia masiva y su legitimación.
3. *La masa venera la densidad.* Nunca es suficiente, nada la divide, mientras más espesa se percibe más vigorosa y opulenta.
4. *La multitud necesita una directriz.* Está en movimiento y requiere descargar su potencial en alguna dirección. Si tal vector se dirige en contra de un enemigo virtual o construido, la masa responde como un todo, sin chistar, sin recular.

Podemos suponer que los líderes no necesariamente conocen estas variantes psicodinámicas, pero sus ideólogos las ven, las intuyen y las instrumentan. Piensen en Joseph Goebbels, Georgy Aleksándrov o, para aterrizar en nuestro tiempo, en Steve Bannon, el otrora más cercano asesor de Trump (seguramente suplantado por otros igual de abyectos).

El temor que ha despertado en los cinco continentes este inicuo hombre de negocios armado con drones teledirigidos y misiles nucleares; este repulsivo gobernante que despierta atravesado por delirios paranoicos, ratifica la poca fe que nos tenemos como individuos pensantes.

Es difícil postular en este momento que personajes como Marine Le Pen, Geert Wilders, Norbert Hofer o el mismo Donald Trump se perderán en las aguas revueltas de su propia demencia racista. Me temo que vendrán otros —siempre— que sepan apelar a la rabia inconsciente que yace en todo sujeto cuando no está satisfecho.

Un fantasma recorre el mundo: la ignorancia… y cabalga sobre el corcel de la manipulación mediática. Contrario a lo que dicta nuestra ingenuidad, el populismo no será derrotado por los hechos o el retorno triunfante de la democracia. En cada hombre y mujer está el sueño, el ideal de verse perennemente ahíto. ¿Por qué habríamos de rechazar las gratificaciones y las promesas, cuando nos devuelven a ese estado de goce donde todo nos ha sido dado?

REFERENCIAS

Canetti, Elias, *Masa y poder*, Horst Vogel (trad.), Madrid, Alianza Editorial, 2013.

Coll, Steve, *Ghost Wars: The Secret History of the CIA, Afghanistan, and Bin Laden, from the Soviet Invasion to September 10, 2001*, Nueva York, Penguin Books, 2004.

Dichter, Ernest, *The Strategy of Desire*, Eastford, Martino Fine Books, 2012.

Hoffer, Eric, *The True Believer: Thoughts on the Nature of Mass Movements*, Nueva York, Harper Perennial Modern Classics, 2010.

Toscano, Alberto, *Fanaticism: On the Uses of an Idea*, Nueva York, Verso, 2010.

A través del espejo

I

El sol asoma tímidamente entre el neblumo a pocos grados sobre cero. Desde mi consultorio, aprecio la perspectiva, no solo de las montañas, sino de cuatro décadas de interrogar pacientes, escuchar sus vicisitudes y temores, acaso hacer lo mejor que puedo para mitigarlos.

Este último me cuenta cómo ha pasado por un médico internista y un nefrólogo por un dolor "que pulsa". Localizado en la región lumbar, lo hace despertar con rigidez y fatiga, sin fiebre u otros síntomas. Ya recibió antibióticos y antiespasmódicos, trae consigo un ultrasonido renal y se desistió del rumbo cuando le programaron una tomografía con contraste que excede su presupuesto.

En ambos casos, mi sospecha se confirma: no hubo tiempo suficiente, el interrogatorio se basó en apreciaciones superficiales y la exploración física fue de prisa y sin interés. No hay peor sombra en la clínica que la enfermedad del engreimiento.

Cuando un médico asume que lo "ha visto todo" y pasa por alto la frescura y disposición para la escucha que merece todo paciente, transgrede el umbral de la yatrogenia. Deja de observar, pierde la paciencia que se requiere para descifrar, para articular diferencias, y para hilvanar un diagnóstico que anticipa su debida confirmación.

Por supuesto, la "buena fe" no sirve —ni de excusa— cuando no se respalda con disponibilidad y conocimientos. La medicina es un arte cuando se esgrime con finura y sofisticación, pero en ausencia de habilidades y rigor metodológico, se convierte en un pegote, por muy arrogante o experimentado que sea su ejecutor.

Con el advenimiento de la era tecnológica, los doctores estamos compelidos (a veces constreñidos) a surcar la red virtual para indagar acerca de signos ocultos, enfermedades que desconocemos o tratamientos que escapan a nuestro bagaje. La avalancha de revistas, libros, notas de congresos y comunicaciones rápidas que se producen mensualmente, la mayoría en inglés, con una buena contribución de artículos en chino, español y francés, hace imposible estar al día.

Más aún, a medida que envejecemos, nuestros intereses se restringen y nuestras capacidades se ralentizan, lo que se traduce en un desconocimiento de facto. Acudimos a reuniones científicas, pero carecemos del sentido de asombro que nos causaba un hallazgo o un cambio de rumbo al despuntar en nuestra especialidad. Mucha agua ha corrido bajo el puente para que nos deslumbre cualquier destello.

Pero hacernos viejos no justifica que dejemos de precisar o interesarnos por la narrativa del padecimiento. Cada paciente cuenta una historia diferente. Que en el andamiaje nosológico termine por asimilarse a otros relatos, que coincida semiológicamente con aquello que hemos tratado hasta la saciedad o que ya no represente en principio un reto, no excusa la falta de atención.

Siempre (o casi siempre, para no caer en tautologías) que recibo un enfermo —conocido o no— lo saludo cordialmente, le ofrezco mi tiempo, lo miro a los ojos y me reclino a escuchar y orientar su crónica procurando interrumpir solo para dar un giro de precisión o clarificación a sus malestares o sospechas. Lo siguiente es acoplar una semblanza personal y familiar lo más meticulosa posible, sin derrapar en términos médicos que distraigan su atención (y que con frecuencia solo alimentan cometidos narcisistas). Por último, antes de pasar a mi sala de exploración, rastreo qué órganos o funciones han sido afectadas por su dolencia y reviso los exámenes o imágenes que me aporta como garante de su evolución. Tengo a la mano recursos como el oxímetro de pulso, las tiras reactivas y otros artilugios que alargan mis sentidos o los hacen más exactos. Hipótesis, análisis y prueba de nulidad. Nada menos.

A quien no haya ejercitado la práctica clínica, esta rutina le puede parecer ingenua y aburrida. Pero es el único aval de que se ha establecido una relación de confianza, guiada por el interés de restituir el bienestar del enfermo en sus términos, respetando su predicamento y haciendo caso omiso de los numerosos distractores que perturban el vínculo terapéutico. Me refiero a lo pecuniario, lo egocentrista, lo banal e incluso lo sexual, desafortunada y ordinariamente.

Sin pecar de purista, en un país donde las leyes distan de ser acatadas, la consulta médica puede trastocarse en una fuente objetable de gratificaciones. Por un lado, el médico con su poder tácito puede conducir al paciente por derroteros que no buscan su bienestar sino la complacencia con sus necesidades o su prestigio. En contraparte —y sin siquiera percatarse— el enfermo puede seducir al galeno para que llene sus expectativas y use la sintomatología para obtener ganancia secundaria.

Todo nexo humano está sujeto a las veleidades e impulsos que caracterizan nuestro deseo inconsciente. Mucho más si está en juego la fragilidad, la salud o la vida misma.

Hace ya varios lustros que juramos no hacer daño. Prometimos además no anteponer nuestros intereses a los del paciente. Desdeñamos el enriquecimiento ilícito, la abulia y la indiferencia. Aseguramos que seguiríamos el ejemplo de nuestros maestros, con denuedo y humildad. Dejaríamos que el prestigio nos bañara sin envilecernos. Ante todo, que trataríamos de que la soberbia no nos cegara o que nos moviera a inclinaciones perversas.

Veo con desilusión que tales juramentos son cada día más precarios. Que las empresas de seguros, asistencia, imagen y medicamentos han tomado el control. Que tenemos cada día menos confianza en nuestras destrezas y sentido común. Que, a cuento de las normas, criterios e iniciativas por consenso, preferimos no comulgar con el lenguaje del enfermo sino con el *statu quo*.

De acuerdo, la medicina no es una ocupación romántica, para ensoñar e inventar soluciones. Se apoya en la ciencia, la evaluación estadística y la eficiencia de resultados. ¡Ah! Pero surgió para y por los seres humanos, como tal debe mantenerse humanitaria y en un sentido más amplio, humanista.

Ningún enfermo tiene por qué sufrir más de lo que su padecimiento le depara. Estamos para hacer el bien; y cuando eso no es posible, nuestra obligación moral es consultar a quien más sabe, aceptar nuestra insuficiencia y recular antes de causarle más perjuicios.

II

El quehacer médico no es nunca un jubileo o un baile de máscaras. Discreto y solícito, es un empeño que conlleva de suyo lo arcano, aunque de la misma forma reviste lo más arduo y espinoso del menester humano. Puede ser (y con frecuencia lo es) muy gratificante, lleno de retos y satisfacciones. Ante todo por los enfermos difíciles, los diagnósticos que no encajan y las complicaciones inesperadas que al fin se resuelven favorablemente. También están las situaciones complejas que demandan toda nuestra atención y deparan desenlaces no siempre amables ni venturosos. Aun así, queda sin duda el placer de haberse esforzado, de entregar el cuerpo y de haber pulsado hasta lo imposible por vencer la enfermedad.

Hasta aquí todo son bendiciones. Pero la medicina es la ciencia que trata con el dolor y con la muerte, por encima de los empachos y los halagos. Es el arte de curar, al filo de la navaja, porque la vulnerabilidad del ser humano, desde que nace hasta que agoniza, tiene como paradigma la finitud.

Así planteado, parecería una empresa heroica, pero todo galeno sabe —y recuerda— en dónde quedaron sus muertos, producto o no de sus errores y carencias: los que vio morir o se enteró por terceros, a quienes tocó con su destreza y que, a pesar de ello, gravitaron hacia el precipicio o sucumbieron, ángeles caídos, bajo la estela de la yatrogenia.

Si bien las series televisivas (*ER, Dr. House, Grey's Anatomy*) han restado un poco la visión romántica que se tenía de los doctores, la mayoría de los legos aún asiste con ingenuidad a nuestras batallas diarias contra lo ominoso. Ver morir a un enfermo, más acá de las pantallas y las fantasías, es una pérdida irremediable. Por narcisismo —admitámoslo— y en buena medida por desgarramiento, cuando se escapa una vida, nos culpamos inevitablemente y arrastramos el fantasma durante largas jornadas hasta que un nuevo éxito nos recuerda que la responsabilidad impide claudicar.

Cuando se trata del deceso de un familiar o un amigo al que cobijamos, aunque no lo hayamos atendido personalmente, el duelo puede resultar más agudo, pero no más penoso que cuando perdemos a un enfermo al que hemos dedicado horas de estudio y trabajo clínico.

Quienes decidieron incursionar en especialidades que —como el Macario de Bruno Traven— están al acecho de la agonía, tendrán mi reconocimiento irrestricto. La terapia intensiva, los paraderos de la oncología y los meandros de la neurocirugía, cada vez menos aciagos merced a técnicas de monitoreo y terapias biológicas selectivas, son aún el valle fatídico donde las victorias se precian por escasas.

Para los que a cambio optamos por atender los padecimientos crónicos, la muerte es un enemigo ocasional, que nos vence tras prolongadas escaramuzas y que, por fortuna, no atestiguamos salvo en la mirada opaca de nuestros enfermos más graves.

Fruto de años de experiencia, es una imagen inequívoca. No son los ojos hundidos de la cinematografía de ficción, tampoco el postrer aliento que fabulan los poetas; es un tono hueco, desprovisto por completo de luz o de brillo, que anuncia que cualquier recurso es fútil y que el pasaje se cierra.

La he visto precederme en contadas ocasiones, desafiante y funesta; se niega a eludir mi atención, se fija como un venablo ponzoñoso y me recorre la sangre con frialdad y alevosía.

—Este doliente es mío —me dice sin proferir voz alguna—. Puedes pelear hasta el agotamiento (y debes hacerlo), pero no tendrás más que su alma marchita y acaso la gratitud de otros. Déjalo ir, no sin luchar, no sin abatirte, pero te advierto que has perdido esta batalla inapelable.

Si alguien nos acusa de indiferencia o desafecto, podemos rebatir que ante el enfermo agónico aprendemos la humildad, el margen exacto de nuestras limitaciones y conocimientos. La muerte nos hace humanos porque nos devuelve —carne y sueño a la vez— al rincón obligado donde todos somos para siempre un anhelo y un capricho.

LECTURAS RECOMENDADAS

Gawande, Atul, *Being Mortal. Medicine and What Matters in the End*, Nueva York, Metropolitan Books, 2014.

González Crussi, Francisco, *Day of the Dead and Other Mortal Reflections*, Chicago, Harcourt, 1993.

Kalanithi, Paul, *When Breath Becomes Air*, Nueva York, Random House, 2016.

Nolasc, Acarín, "La muerte y el médico", *Anuario de Psicología*, 29(4), 1998, pp. 19-33, disponible en <http://revistes.ub.edu/index.php/Anuario-psicologia/article/view/8909&gt

Nuland, Sherwin B., *How We Die. Reflections on Life's Final Chapter*, Nueva York, Vintage, 1995.

Topol, Eric, *Deep Medicine*, Nueva York, Basic Books, 2019.

Un cuento de Navidad

Le dijo "mi amor" aquella vez y de inmediato se sintió expuesta, como quien emite un secreto que ha prometido guardar con celo. Tenía los ojos encendidos, pero reculó y se tapó la boca, reprimiendo el vocablo tantas veces pensado y jamás articulado.

—Sé que me quería, doctor, no sé si lo suficiente o solo por seguirme el paso...

—No sea arrogante, Felipe —le respondo—. No con sus recuerdos.

Me pidió que lo visitara en casa; su invalidez le impedía acudir a mi consultorio, aunque quedaba bastante cerca. Había sido un exitoso industrial y deportista, ambas condiciones a su debido tiempo, y la sala donde me recibió ostentaba tantos trofeos como diplomas al mérito empresarial. No vi retratos de su familia, acaso ocuparían otro espacio de su casa, lejos de su narcisismo. Era invierno y estaba arropado en una cobija de lana, leyendo en voz alta cuando entré, sin querer importunarlo. La barba rala, la mirada torva y el cabello sin peinar se giraron al unísono para confrontarme. Se le escapó una sonrisa y me convidó a tomar asiento.

Yo estaba enterado de su reciente sucesión testamentaria, pero Felipe Hummer había insistido en compartirla conmigo y, al ser su médico de cabecera durante dos décadas, solicitaba mi opinión al respecto. Lo dejé leer sin interrupciones, anotando los detalles de su patrimonio que desconocía y que necesitaba aclarar para entender la asignación que daba a cada uno de sus descendientes. Si bien reparó en mi imprudencia, no objetó mis distracciones, suponiendo correctamente que dejaría mis dudas para el final de la lectura. Su perro labrador roncaba tendido junto al calentador de aceite. Una mujer entrada en años depositó en silencio una charola con café y bocadillos a la vera del estudio que ocupábamos y se retiró igual de anónima.

Desde la estancia de su casa, pude discernir el jardín bañado por neblina que, en esos tiempos previos al calentamiento global, precedían una noche fría y sin estrellas. Se escuchaba el murmullo de un río, algo distante, y yo aproveché para elegir el sillón más mullido bajo una lámpara de piso.

Súbitamente, tras una pausa en lo leído, se detuvo y se volvió hacia mi lugar para interpelarme.

—Lo siento, mi doctor. No le he pedido que venga esta tarde para aburrirle con mis finanzas y su despropósito. Quiero contarle una historia de amor: la mía.

Un tanto asombrado por la confesión y el cambio de rumbo, asentí aquiescente: —Lo que usted diga, don Felipe. Estoy a su disposición.

Se incorporó de su escritorio y se dirigió a un sillón que acomodó con cierta dificultad frente al mío, para disponer una suerte de confesionario privado. Lo que sigue, sin mayores correcciones, es el relato de un amor intermitente, pero que le llenó la existencia.

—Nos conocimos —comenzó, tras darle dos sorbos a su café— siendo estudiantes. Ella más joven que yo, era una niña delgada, risueña y algo petulante, como si adivinara que crecería para ser una mujer muy bella. Por aquellos años, yo solo advertía su encanto porque merodeaba con nosotros, los mayores, y era divertido sentirse admirado y escuchado cuando los adultos nos desoían y el mundo convulso al que asistíamos se vertía en suspicacias. Ambos procedíamos del exilio, tal vez eso y no mucho más nos identificaba como parias en una sociedad que nuestros padres habían adoptado por accidente.

"En medio de los avatares políticos de la época, yo seguí mi camino. Hui del país un tiempo y me asimilé a otra cultura hasta que un tropiezo me hizo volver para recomenzar de nuevo. Ella entretanto se dedicaba a las letras y se veía florecer entre los cardos y la tierra yerma.

"No fue sino un lustro después que de manera azarosa la convoqué a mi lugar de trabajo; la razón de tal convite se me escapa de la memoria. Salí a recibirla al vestíbulo y me quedé atónito: la niña de mis recuerdos se había transformado en una mujer bellísima, de ojos verdes luminosos y una figura deslumbrante. Me despertó al instante el deseo como una epifanía. La abracé —eso sí lo recuerdo— con más ansiedad que regocijo; tenía ante mí a la depositaria de mis anhelos y mis fantasías eróticas vertida en carne.

"Dudo que haya notado el escándalo interno que me arrobaba, pero intuí que la atracción fue mutua. Durante unas pocas semanas la busqué, la seduje y me quedé pasmado cuando la tuve en mis brazos y pude hacerla mía. Una curiosa ética que trascendía el momento me detuvo. Por fin, evocando a Lorca, la llevé a un paraje agreste donde traté de abrir un vino torpemente, y entre besos y risas, el viento me la robó una vez más por varios años. ¡Éramos tan jóvenes, doctor, y yo tan disperso!

"Solo puedo decirle que uno difícilmente se puede culpar de emprender senderos divergentes; el futuro es siempre una moneda al aire. Sea como fuere la vi dos o tres veces en circunstancias poco propicias durante las siguientes décadas: a la espera de un enfermo, de espaldas al pasado, momento en el que me creí observado pero seguí de frente; en un recinto contiguo a la oficina de su tío, sin saberlo, presa de un momento fugaz que no era mío; sentado a su lado en una comida donde se servía el alcohol y la nostalgia en cantidades similares y yo rocé sus labios y ella me miró como si todo lo que hubiésemos soñado se condensara en ese instante".

Felipe se apoltrona en su sillón y puedo advertir que su mirada cambia; todo indica que un mar de afectos se decanta desde su añoranza. Su café y el mío se han enfriado sin advertirlo, inmersos como estamos en la evocación y la imagen recurrente de su musa.

—Continúe por favor, Felipe, no me deje con ese sabor de sinfonía inconclusa —le increpo, obteniendo a cambio un guiño de sus ojos acuosos.

—Ahora viene lo mejor, mi querido galeno. No se impaciente.

Ante esta salida, reímos como niños, ajenos al fragor citadino y al aire helado que disipa el día. Mientras mi interlocutor requiere más café caliente, yo aprovecho para tomar notas y preguntarme si en algún momento me revelará el nombre de su amada. Tras unos minutos retoma su narración, cuando afuera, y en el mundo que nos acota, se acerca la Nochebuena.

—Como todo éxtasis, durante una coyuntura en que mi vida personal se derrumbaba, la soñé. Sí, doctor, la soñé con una nitidez que me obligó a buscarla donde fuera. Había perdido su teléfono y desconocía su dirección, aunque recordaba bien la esquina donde alguna vez la sorprendí fumando distraída, bañada en la luz mortecina de un atardecer. Ahora mismo no puedo decirle si eso fue el contenido del sueño o la última impronta que guardaba de ella. En cualquier caso, la localicé a través de amigos comunes. Naturalmente, no me creyó y durante nuestros sucesivos encuentros me insinuó que ese asunto de la alusión onírica era una excusa burda para seducirla.

"No obstante, cedió a mis arrebatos y, durante varios meses dichosos, fui el hombre más feliz que usted pudiese imaginar. Disfrutaba cada sorbo, cada amago de su presencia. La tomaba del brazo por la calle, y me sentía ufano; cualquier paso en su compañía atravesaba un nuevo territorio. Gozaba verla resistirse a mis diabluras, para arrebatarle un beso a destiempo o tocarle las nalgas bajo la mesa. Hacer el amor fue siempre un encantamiento, como si nuestros cuerpos hubiesen recorrido toda una vida solo para descubrirse y reencontrarse así, impolutos, arropados de sudor, indiferentes al ruido del tiempo.

"Otra vez no supe retenerla, querido amigo, y hoy, de cara a una soledad que me aprisiona, puedo confesarle que no hay más fuente que el amor, aunque acuda en salvas y se escape entre los dedos. Cielo e infierno, el destino inescrutable de todo ser humano".

Tras un apretón de manos que me deja helado, salgo a la ventisca invernal rumiando el encuentro con mi paciente. Ambos sabemos que será nuestro último careo —su enfermedad avanza ingobernable— y que, con esa magnanimidad que lo caracteriza, me ha legado en el alma un poderoso testamento.

Por los caminos del sur

Hacía calor y el pueblo rezumaba rabia y pobreza. Jamás injertó, pese a su candorosa apuesta. Fue un extraño de entrada por salida, atractivo en su vanidad, pero evanescente como los parias desbocados que lo precedieron. Trabajó incansablemente, sin reservas, hasta que una mañana, cuando menos lo esperaba, lo llamaron a la dirección del centro de salud.

Ahí estaban los superiores, enfermeras, burócratas y médicos, reunidos en torno a una enorme mesa cuadrada que ocupaba toda la oficina. Su impresión al abrir la puerta fue un tanto grotesca; constreñidos hacia las cuatro paredes, los ahí convocados lo aguardaban con solemnidad.

—Muchacho, nos hemos reunido…

En ese tiempo conoció la rabia humana, la ptisis y el mal del pinto, en su expresión más elemental. También el sexo a hurtadillas, saltar un muro o hacer el amor de pie, cuidándose de las miradas incisivas. La piel morena sudorosa en un turbio motel al borde del camino, donde pululan las serpientes y pernoctan los indigentes; donde no hay invierno y llueve al azar, entre las holgadas sequías y el hambre constante.

Desnudó cuerpos distintos, orondos, raquíticos, ajados y sedientos de placer. Oscuros, esquivos, tantos otros para olvidarse o añorarse.

Nadie sabrá sus nombres, por supuesto. Besó labios apenas o sin prisa, largamente o con temor de algún contagio. ¿Cómo olvidar esa voluptuosidad prístina que lo miraba, el cabello revuelto en una cama ajena, una ducha donde miraba sus pies mientras las manos se perdían en el laberinto del deseo?

Uno no se hace hombre, me dijo, tras el primer amor carnal, sino a fuerza de descubrirse, frente a la seducción o el apuro, con los ojos bien abiertos.

Se sorprendió de sí mismo tantas veces y a tal velocidad que no alcanzaba a repararlo. Ante un parto en la neblina, hábil pese a los aullidos de aquella primigesta. Olía a estiércol —recuerda y gesticula— mientras los vecinos se insinuaban por las rendijas, quizá porque habrían atestiguado tantas muertes de alumbramiento. Tomó la tijera recién esterilizada en alcohol ardiente y cercenó lo necesario: episiotomía, cordón y restos placentarios. Cada corte con precisión de cirujano, manos firmes y en silencio, sin reparar en el amanecer que despuntaba con el primer llanto del recién nacido.

En otra ocasión fue llamado de forma anónima a atender a una mujer intoxicada. La encontró en un galpón vacío, con hedor a semen y licor añejo. Arrojada al fondo —al fin del mundo, pensó—semidesnuda. Una meretriz dejada de la mano de dios y de la vida. Mientras trataba de distinguir sus facciones y su integridad física en la penumbra, entendió sin más que el desamparo mata, a golpe de ignominia y de vergüenza.

Recorría en su pequeño VW los caminos rurales a demanda. Aquí un hombre empitonado por un cebú embravecido, allá una niña con crup que no veía el futuro; trabajadores del campo con blenorragia, trabajadoras del sexo con chlamydia, niños febriles y hambrientos, viejos macilentos y obesos... todo un mapa de las carencias económicas y el rezago educativo.

En las noches cálidas de primavera, cuando era imposible dormir por el sopor, leía una y otra vez los textos de medicina, sin rumbo, aspirando todos los conocimientos fragmentarios para hacerse de una plaza en alguna especialidad, sediento de emerger del marasmo académico. Goteaba sudor en las páginas cuando le ganaba el sueño, pero volvía —a fuerza de cafeína— a recitar los síndromes clínicos, la fisiopatología del infarto al miocardio, las tenazas del cáncer, el diagnóstico diferencial de las hepatitis o las encefalopatías.

No es que quisiera huir, se había encarnado en esos parajes agrestes, pero sabía de suyo que ahí pululaba la muerte; por los riachuelos, en los surcos mal arados, en las calles semidesiertas de las madrugadas, en los prostíbulos, en los juzgados y las escuelas.

Una revolución violenta se estaba gestando y ni con golpes de candidez podía obviarlo. La desigualdad, la tragedia y el odio parecían manar de la tierra sucia como creciente inmundicia. No pasarían muchos años antes de que esos pueblos se convirtieran en madrigueras de asesinos y narcotraficantes, en que el resentimiento social reptara como sangre vieja oscureciendo todos los caminos.

¡Cuántas veces sintió las miradas que lo acusaban en silencio de invadir su territorio! Aun las mujeres que atendían a los enfermos, viejas magulladas por el paso de amores no correspondidos, con hijas e hijos que sembrarían de nuevo sus pasos, inútilmente, hasta la esterilidad de su linaje. Aun ellas sabían que no tendríamos lealtad alguna, que nos iríamos al conocer la primera oferta, que el tiempo del servicio social —por más compromiso académico o antropológico— es perentorio, para nunca más volver atrás.

Otros habrían trazado su paso por esas comunidades depauperadas con más tino. Él se deslumbraba. En principio, por la patología de la pobreza. Cirrosis alcohólica, tuberculosis pulmonar y extrapulmonar, diabetes en todos los sabores, defectos congénitos que se enarbolaban como troncos torcidos, retrasos mentales que aún se esconden en buhardillas. Poco a poco, se encontró con la profusión de infecciones que desconocía: micetomas, blenorragia, encefalitis, escrófulas, meningitis rábica y bacteriana, leishmaniasis y triquinosis. Por suerte caía eventualmente la noche para revisar con avidez esos temas. Cada mañana era un reto y un descubrimiento.

Conoció también lo innombrable. La basura arrojada con total dejadez en los apantles, el deambular de los cerdos entre el lodo y las recámaras, los borrachos de los sábados y los beodos de los lunes; la falta de ley, la exigüidad de los empleos, la privación y la depravación en formas ostensibles.

La condecoración vino de sorpresa porque tuvo una idea que resultó más de su propia narrativa que de una genuina pesquisa científica. Decidió hacer un censo de salud del pueblo. ¿De qué se muere la gente aquí? —se preguntaba una y otra vez—. El reporte de los fallecimientos en la alcaldía arrojó lo anticipado: accidentes, neumonías, causas desconocidas y causas naturales [*sic*]. Con escasos recursos epidemiológicos hizo su propia indagación, misma que vería refrendada en lecturas posteriores (John Berger, Michel Houllebecq, Abraham Verghese), pero insuficientes para describir la miseria y el dolor acumulado por generaciones.

Lo que permanece de aquel mundo turbio, si bien hospitalario, de sus hombres y mujeres de paja y fango, debe ser muy poco. El aire bucólico fue rápidamente suplantado por emisiones de gasolina, los rincones donde se abrazaban las parejas que no lo serían más tras una noche de lujuria desaparecieron por abandono o insolvencia, y la ingenuidad fue tantas veces mancillada, que acabó por odiarse a sí misma.

En unas cuantas décadas las comunidades del Tercer Mundo han sido engullidas por la violencia. Los Zetas, la Mara Salvatrucha o los Kaibiles son meros ejemplos del pavor que invade nuestros campos y senderos.

¿Quién queda por curar, qué árboles en pie, con tantas raíces podridas? Al recordarlo se le nubla la mirada.

—Ahí empezó todo —refrenda—. Y no hay historia que no haya manado de alguna forma, paradójicamente amorfa, de aquellos pantanos de arroz y de miseria.

Posdata. Una melodía

Después de tantos años, escucho el piano sublime de Keith Jarret y te puedo ver más allá de mi ventana. Desnudos, delirando, un sábado que tu casa estaba sola y le robamos el silencio con nuestros suspiros. La música como telón de fondo. Esa curiosa dimensión que se brindan los amantes, donde nada es posible, pero todo es cierto. Recogiendo instantes, sin atesorarlos, bañados en el estupor de la clandestinidad.

Imagino una guerra, nuestra patria bajo el yugo de algún tirano que ha usurpado el idioma y patrulla las calles con su guardia pretoriana. Tú y yo aspirando el sol, inmunes al vasallaje y a la censura que han impuesto.

Recuerdo que te deslumbré con mis caricias, algo que no esperabas con tanta fruición, acostumbrada a las ausencias y a las voces a medias. Abriste los ojos con sorpresa, dispuesta a preguntarme qué pasaba por mi mente, pero fundí mi cuerpo con el tuyo y las palabras se evaporaron antes de que adquirieran sentido o relevancia.

Más tarde, con un café en la mano, dejamos que transitara el día y supongo, porque nunca pude constatarlo, que ambos cavilábamos en torno a un futuro improbable, tanto que se deshacía entre los dedos, porque habríamos de construir otro horizonte.

En efecto, la última noche que pasamos juntos, tú te burlabas de mi melancolía en un departamento prestado —más bien un cuarto— de una ciudad dormida, que no pudimos visitar por falta de tiempo. Te marchabas para siempre y yo no supe despedirte. En cualquier caso, fue tu risa y no así mi seducción la que partió la noche en dos y te arrojó a la vida.

Debo admitir que yo venía de traicionarme y repudiar a todos, ajeno al mar en cierta costa catalana, cargado de inquietudes. Eran tiempos donde mi impetuosidad me rebasaba, y yo me comportaba como un caballo brioso sin destino.

Un amigo no hace mucho me dijo que había sido "incansable", refiriéndose a su existencia itinerante. Yo lo miré con el respeto que da la edad y la experiencia, preguntándome a mi vez si mis periplos fueron más internos que distantes. Y si algo puedo decirte a través del tiempo, es que no supe aquilatar lo que me ofrecías porque mi mirada esquiva siempre estaba oteando a cualquier parte. Acaso era mi corazón el incansable.

Con el paso de los lustros, cargo heridas que se impregnan en los espejos y la memoria, otros tantos deseos incumplidos y alguna que otra culpa que se resiste a ser borrada u olvidada. Mis acreedores emocionales siguen ahí, esperando a que se cumpla la sentencia. Pero son deudas impagas, de esas que se tornan cicatrices a falta de reparo.

No sabré negarte que después de ti vinieron muchas manos, muchos labios que llenaron parcialmente el hueco que dejaste. Tampoco dudo que habrás hecho lo mismo sin tenerme tan presente. Mi naturaleza es taciturna y, aunque lo oculte, me cuesta mucho desprenderme del amor y de los hervores que lo han acompañado. Así, tu voz entrecortada por algún orgasmo y el brillo de tu piel cuando emergías del baño aún hoy me resultan imborrables. La vida de un hombre solo está hecha de retazos afectivos; es como una vestimenta que se va deshilachando pero que no termina de desaparecer del todo. Tal vez, como el hombre ilustrado de Bradbury, es el testimonio inscrito de que hemos querido y quizá nos han reciprocado.

Podría recordarte tantos otros encuentros donde huimos de la sordidez del mundo, refugiándonos en la fantasía de nuestra devoción, de espaldas al precipicio que nos atraía con toda su gravedad; pero me temo que acabaría por aburrirte. Cuando fuimos uno no pasaba el tiempo y las noches eran tan largas que podían —sin quererlo— albergar todas las promesas.

Hoy no estoy vencido, por supuesto, pero se me escapa de las manos el futuro. Por fortuna, la vida en sociedad está cambiando y las mujeres como tú reclaman con derecho su voz y sus espacios. Estoy cierto que veremos otras conductas, que los amantes seguirán buscándose en penumbra, pero desterraremos la vergüenza y la culpa como dos enemigos que vencimos con denuedo.

Anteayer caminaste orgullosa, tu cabello rizado bajo el sol y la frente al viento, ceñida por un paliacate morado y tus ojos verdes radiantes como siempre; presta de la luz y la verdad con tus hermanas. Me encantó este compromiso, que admiré de lejos y al que me sumé sin ataduras ni prejuicios. Si hubo quien rompió cristales o pintó monumentos, no nos asustemos. Esa fuerza bruta es necesaria para atraer atención y promover los cambios. Alguna vez leí un título bien elocuente que lo remeda: No queremos reforma, queremos revolución.

Han sido muchos, cientos de años, de atropellos y vejaciones. Las mujeres siempre atrás, sin voz ni voto. Objetos de culto, sí, pero también de odio irrestricto y de uso. Madres abnegadas, esposas golpeadas, hijas violadas y amantes sin hogar ni paradero. Y el complejo de Edipo trastocado en abominación y venganza sutil o despiadada.

La contraparte es el cinismo. Los techos de cristal en las empresas, universidades y puestos públicos. La aparente solidaridad que se desmembra en cuanto te embarazas o te enfermas. Apelar al sexo "débil" para usurpar puestos de trabajo o posiciones curriculares y académicas. Lo hemos visto una y otra vez, nadie se salva.

Más grave aún, debes saber conmigo que esta tarde callan las muertas, las asesinadas en Juárez y otras tantas calles y fronteras, las torturadas y las mutiladas; las que sobreviven bajo el yugo del padrote o el marido —da lo mismo—; las que aún tienen miedo y las que no saben qué hacer con la violencia. Quienes han sido ultrajadas y se guardan el grito porque nadie las escucha. Las que se resisten a denunciar a los canallas y a los proxenetas, sean estos de cuero o de corbata. En fin, todas ellas, quienes no tienen porqué seguir callando.

Por eso recordarte desnuda, a mi lado —no poseída sino en resuelta posesión del amor que compartimos—, es un poema que guardo sin pudor en el cajón de mis recuerdos. Es mío y tuyo nada más, por privacidad y no por secreto, algo que el viento morado hizo aletear hace dos días para insuflarnos nuevamente esa frescura… de sueños, de esperanza, de blancas mariposas.

PS. *My song*, del álbum homónimo del Keith Jarret Trio (aparecido en 1978), está disponible por YouTube o en Spotify.

Distopía

Esta mañana somos los encargados de procurar el sustento. Digo "maña-na" sin poder constatarlo, porque la neblina perenne envuelve todo este paisaje agreste y seco. Ningún ruido de aves, solo un silencio ominoso que desconcierta y ocasionalmente, muy lejos, un viento negro que re-mueve cenizas y que nos obliga a buscar refugio. Es la resaca del invierno nuclear, cuya radiación aniquila como otrora el napalm o los viriones ol-vidados, dejando un infierno sin alma alguna a su paso.

El camino está bordeado de piedras y basura; a cada milla restos de animales, cuyo carroña ya no se reconoce y es visiblemente tóxica. Cor-nelia camina a mi lado, cubriéndose del frío. Le insisto en que tome mi abrigo —roído como está— pero se niega, tal vez temiendo mi desnudez. No somos pareja, salvo de caza, porque ella es mucho menor y supone-mos que aún no es estéril, como la mayoría de las mujeres que sobrevi-ven en nuestro clan.

Son ya muchos años, incontables, desde que el cambio climático hizo de la escasez de agua un motivo terminante de guerra. Según me cuen-tan, fueron los chinos quienes desataron un conflicto tarifario para apo-derarse de las pasturas aún verdes y los escasos lagos que quedaban en Norteamérica. La respuesta de la OTAN fue devastadora. En esa prime-ra embestida murieron cerca de doscientos millones de inocentes, que sobrevivían a base de insumos magros y ayuda del parlamento europeo.

El avance de la coalición de Medio Oriente, encabezado por los ejér-citos kurdos, con el apoyo de China y Mongolia, decidió invadir Europa, ingresando con miles de tropas a través del Cáucaso. Puedo imaginar lo que siguió. Mi padre era entonces embajador de Alemania en Turquía y fue de los primeros prisioneros que asesinaron sin contemplaciones.

Mamá nos llevó entonces a Bavaria, confiando en que las reservas ecológicas del sur prevalecerían con ayuda del ejército. Tal bonanza duró pocos años, porque con el ingreso de los países africanos al conflicto, la superioridad numérica de los invasores acabó con la resistencia que la OTAN, ya fragmentada, podría ofrecer.

El golpe de gracia fue la disposición aliada de emplear fuerza nuclear. Los silos en toda Europa se abrieron como fauces en llamas y, a partir de ese día, todo fue devastación y muerte. Enormes cortinas de fuego envolvieron las otrora bellas ciudades de los continentes. Existen fotos en nuestros archivos de la Torre Eiffel derretida, el monte Fujiyama humeante, los rascacielos de Guangzhou y Chicago reducidos a escombros, y las costas del Mediterráneo plagadas de cadáveres carbonizados.

Por supuesto, la fauna marina desapareció, si a esos socavones enlodados se les puede llamar todavía océanos. Justamente en la orilla norte de lo que alguna vez fue el Mar Caspio estamos buscando alimento. Traemos desde luego un detector Geiger y un rastreador de virus mutantes que usamos antes de recolectar cualquier muestra. Por descuido, así han muerto numerosos compañeros, cuyos ojos los engañaron y el hambre los condujo a una agonía desgarradora. Los desechos nucleares son letales, lo sabemos, pero las bacterias y virus recombinantes producen una descomposición casi inmediata de los pulmones y el tubo digestivo, con ámpulas y hemorragias terriblemente dolorosas. Así murió mi hermano menor, hace diez años, cuando no pude evitar que se tragara el bocado que aún no habíamos escaneado. El médico me aseguró que era un marburg con una peculiar mutación telomérica, imposible de frenar; ya no lo sé. Tanto el ébola rojo como el *Clostridium variabilli* son endémicos y he visto caer a muchos antes de que pudiesen diagnosticarlos. Tal como le he advertido a Cornelia: no pruebes nada hasta que estemos absolutamente ciertos de qué clase de contaminantes arrastra. Es eso o nada, porque es preferible morir de inanición que sufriendo aquella agonía espantosa.

Además, están los francotiradores. Ocultos entre las sombras, siguen a quienes salimos de caza o pesca. Resulta más fácil hacerse del botín y asesinar a los rastreadores como nosotros, que dedicar jornadas enteras a escarbar los escombros y las dunas. La sed es el enemigo constante y también la fuente (¡qué paradoja!) que nos hace rendirnos ante los agresores.

De pronto oigo ruido hacia nuestro flanco derecho, pero el crestón contiguo no me deja ver si alguien se aproxima.

—Detente, Cornelia —le susurro—. Busca refugio en esa cueva —se la señalo y saco el arma, una vieja AK-47 que siempre me acompaña.

Son voces de mercenarios, pero sus perros no nos han olido. Tuve la precaución de untarnos lodo radioactivo que se confunde con el terreno. Si no son sabuesos mejor entrenados, podremos pasar desapercibidos.

Desde el margen de la colina los observo. Traen binoculares de luz infrarroja y vienen bastante pertrechados. Aunque solo son tres, Cornelia y yo estamos en franca desventaja. Fijo la mira rota de mi fusil y me dispongo a ultimar al menos a dos de ellos. Diente por diente.

En ese momento, los perros olfatean algo en nuestra dirección. Son dos niños andrajosos, que han salido de su comunidad sin protección y están jugando a corretearse entre los arbustos secos. No deben tener más de siete años, y claramente desconocen las reglas de esta abyecta existencia. ¡Qué descuido tan absurdo! Porque ahora todos estamos en peligro.

Los cuatreros se alertan entre sí, recargan sus rifles y se aprestan a cercar a las criaturas. No tengo opción: disparo al pecho de uno de ellos que cae abatido de inmediato; los otros dos se parapetan entre las rocas, mientras los perros ladran sin cesar. Con un movimiento enérgico, azuzo a Cornelia para que recoja a los niños y los oculte consigo. De nada servirá, claro, porque los perros ya los han identificado de sobra.

Nos separan unos cincuenta metros, pero no puedo verlos. La neblina se ha espesado y solo ellos tienen prismáticos de visión nocturna. Me resta arrastrarme y seguir el jadeo de los animales para anticiparlos. Extraigo un puñal largo y me muerdo el labio inferior conteniendo el aire.

Recuerdo de golpe el frente de los Balcanes, donde mi batallón del ejército eurasiático resistía a los talibanes, hace ya tantos años que perdí la cuenta. Fueron batallas sangrientas, cuerpo a cuerpo, donde la astucia superaba siempre a la experiencia. Creo que salí bien librado, sin contar que perdí tres dedos y el bazo, nada que una condecoración no supliera. Bajo esa táctica indispensable para sobrevivir, me muevo hacia los mastines y sus dueños.

Cornelia y los dos pequeños observan la escena apremiados de terror.

De la sombra salta un perro gruñendo con furia. Como ya lo esperaba, a Jurgen le basta un solo lance para desgarrarle el cuello. Sus arterias cercenadas le escupen sangre sobre el rostro, antes de que pueda sacudirse los chillidos. La escaramuza atrae a su dueño, que se cierne sobre el viejo al instante, fusil en ristre, para clavarle la bayoneta en el abdomen. Él se gira sobre su cuerpo —sorprendentemente ágil— y elude el embate. Con otro movimiento, le clava el puñal en el muslo a su atacante que grita de dolor y se desploma de rodillas. Jurgen se recompone, lo golpea con la culata de su rifle, y lo deja tendido en el suelo.

Nosotros tres, agazapados, nos preguntamos en todo momento donde está el tercer asaltante. ¿Habrá huido? Trato de calmar a los niños, que sollozan a mi lado y no me dejan escuchar con claridad si algo se mueve en mi entorno. En eso, Jurgen se acerca, trastabillando. Parece que el criminal alcanzó a herirlo, porque puedo discernir la mancha de sangre en un costado. Viene jadeando, pero sus ojos no acusan miedo sino una extraña confianza, que no le conocía.

Cuando está a unos cuantos pasos de nuestro escondite, el perro embravecido que faltaba brinca y le atrapa el brazo derecho de una mordida feroz. Por más que el viejo intenta sacudirlo, el animal cierra sus fauces y lo jala con fuerza hacia el suelo. Su arma cae a mis pies, pero no sé que hacer, ni como dispararla.

Antes de que podamos reaccionar, aparece en medio del polvo el tercer bandido, enloquecido de furia. Entre aullidos, le asesta un golpe mortal a mi amigo, rompiéndole el cráneo y dejándolo inane frente a nosotros.

Cae la noche sin horario y un movimiento de nubes pardas nos guía de vuelta al campamento. Urku y Pascal (me he aprendido sus nombres de inmediato) van unas yardas delante de mi, procurando sosegar al perro que les pide restos de carnaza a cada paso. Son simpáticos, porque lejos de asustarse por su evidente fiereza, lo hostigan y lo mantienen a distancia. ¿Qué será de ellos tras esta desventura? Los observo con tristeza, como todo lo que está destinado a perderse en esta ruina.

Me pregunto aún cómo lo hice, de donde saqué el coraje. Levanté el arma y la giré de frente hacia ese espanto que acababa de liquidar a mi protector y compañero. Disparé a quemarropa, sin pensarlo más. El contragolpe del fusil me tiró al suelo y acabó de arrojar su ráfaga contra los dos cuerpos inertes.

Pasado el susto, los chicos y yo nos aprestamos a cortar los miembros y segmentos corporales que quedaron intactos. Una labor ardua pero que coordiné con destreza durante varias horas. Rastreé los despojos cuidadosamente con el Geiger y el antiviral mientras los pequeños me observaban atónitos y el perro gemía al lado de su amo mutilado. Improvisé unas bolsas con el abrigo del viejo y guardamos bien los trozos de carne fresca; de una parte los músculos y en otra, las vísceras y los cerebros. Encendí entretanto una pequeña fogata para calentarnos y una vez que chisporroteaba, asamos la mitad del hígado del primer asaltante, que Pascal saboreó con delectación. Hacía tiempo que no veía a nadie comer con tanto gozo.

Mientras camino de regreso, disfrutando a los bribones que me preceden, canto una tonada que recuerdo que me arrullaba desde niña. Me siento una heroína; esta reserva jugosa durará al menos siete noches, suficiente para alimentar a las embarazadas y a sus hijos. ¡Qué alegría!

No todos han muerto

Hoy vino a consulta don Marcelo Ibarretxe, un viejo mal encarado que destila amargura. Debo confesar que su presencia me pone a la defensiva, pero en esta ocasión me sorprendió.

Lo he tratado por molestias menores a lo largo de dos años y en especial por una artrosis que exhibe una y otra vez para descalificarme.

—Su remedio me volvió a caer como piedra, doctor, y sigo con los dolores. ¿Qué va usted a hacer para aliviarme?

Es un hombre gallardo, ahora bastante encorvado, que viste con recato como si hubiese desembarcado ayer de la Guerra Civil que lo trajo de niño a México en los cuarentas. Sus corbatas son remedos de viejas películas, el uso bruñe sus trajes y se deja la barba rala más por provocación que por descuido. Todo este aspecto contrasta con su mirada dulce, de ojos grises, de lontananza.

Se había ausentado unos meses y, ahora, desde el umbral de mi puerta, lo encuentro triste, desusadamente pálido. Al acercarme a saludarlo, advierto su tinte ictérico que tiñe los ojos y su tez con un tono aún más lánguido. Me extiende la mano y dice, sin otro preámbulo:

—¿Podemos tener esta consulta en el jardín, doctor Palacios?

No recuerdo que alguna vez usara mi nombre con tal deferencia y accedo de inmediato. Caminamos en silencio rumbo al ascensor, que impregna con su olor a naftalina. Al bajar, buscamos un rincón apartado del estacionamiento y se acomoda con dificultad en una barda.

—¿Está bien aquí, doctor? —pregunta con amabilidad.

—Donde usted esté cómodo, Marcelo —replico en consonancia.

A su lado, percibo ese aire sereno de quien no tiene prisa, que atesora cada minuto. Palabras más, palabras menos, este es su relato.

"Después de la batalla del Ebro, supimos que la República se desmoronaba. Mi padre era diputado por Guipúzcoa y compendió que corríamos un peligro inminente. Las fuerzas de la reacción avanzaban sin tregua. Ahí se había respetado al cura, a quienes todos conocían y era primo hermano de Patxi, el panadero. Pero él lo denunció a los fachas, doctor, y eso le costó la vida".

El rostro del hombre se contrae y las lágrimas pueblan sus ojos viejos. No atino a decir palabra, aunque mi gesto es de compasión y decidido afecto. Saca un pañuelo y sin desdoblarlo, se suena ruidosamente y enjuga las mejillas para continuar.

"Decidimos cruzar la frontera de madrugada para evitar los bombardeos y los espías nacionalistas. En nadie se podía confiar por aquellos tiempos. Yo llevaba en brazos un niño dios de porcelana que me había regalado la abuela, con una ropita de seda que ella misma bordó para vestírmelo. Al despedirnos, temerosa de que no nos volvería a ver, juró que esa pequeña efigie nos protegería hasta alcanzar el Nuevo Mundo. Cada vez que tropezaba en esa oscuridad de luna ingrata, sentía como mi muñeco perdía una mano, un pie o se despostillaba. A tientas recogía los restos y procuraba no llorar para mostrarme fuerte. Así transcurrió aquella interminable noche hasta cruzar la frontera. En los pueblos franceses, que empezaban a sufrir la ocupación nazi, mi madre se hizo pasar por borracho (aún hoy me parece una bizarra ocurrencia). No sé si eso o el miedo de los pobladores hacia los extranjeros nos permitió llegar al santuario de Lourdes, donde nos esperaban unos compatriotas que nos trasladarían a Toulouse y después a las lejanísimas playas de Veracruz, que sonaba un mundo aparte".

Marcelo toma un respiro. En ese momento pasan dos colegas frente a mi que se asombran de esta intimidad o quizá del mal estado que ostenta mi paciente. El sol cae en rayos paralelos entre los árboles de trueno y sopla una brisa fresca que nos acoge. Por respeto a este momento vital, he dejado tanto mi premura como mi teléfono celular sobre el escritorio.

"La travesía nos mostró de lleno esa condición de parias que arrastrábamos. Nos daban de comer en ollas enormes, el mismo guisado dos veces al día, que vomitábamos en cuanto el Atlántico se agitaba. Todos perdimos peso y nos veíamos como náufragos en medio de esos marineros andaluces y gallegos que oteaban nerviosos el horizonte ante la amenaza de submarinos alemanes. Para distraernos, los niños jugábamos naipes y ajedrez, o compartíamos canciones de regiones de España que nunca visitaríamos. La guerra y la destrucción se quedaban atrás, asolando a Europa. Nosotros pretendíamos no llegar a adultos nunca, porque entre niños, la rivalidad no mata.

"Creo que era domingo cuando desembarcamos, porque recuerdo las campanadas en ese puerto exótico, repleto de gente morena, con olor a plátano y cerveza. En la raquítica estación de trenes, famélicos, nos dieron de comer tamales en hoja de maíz, que fue nuestro primer sofoco de la comida picante que con el tiempo se haría parte de nuestra cotidianidad. Entre lágrimas y lenguas escaldadas, pedimos agua a borbotones para sacarnos del cuerpo esa experiencia y aprender en adelante a comer con tiento. El tren atravesó territorios agrestes, con vegetación que parecía traída de otros planetas, y tardó horas en traernos a la capital, donde un comité de republicanos en el exilio nos ofreció albergue mientras hallaban trabajo temporal para mi madre y mi tía. En mi memoria, la gente hablaba cantando, con voces tenues y cariñosas; era como llegar a un jardín multicolor donde todo era insólito y luminoso.

"Debo decirle, doctor, que siempre agradeceré la hospitalidad que el presidente Cárdenas mostró hacia mis conterráneos. Cuando uno se queda a la deriva, sin dinero y sin tierra, el abrazo generoso de un prócer es como el abrigo divino; no hay nada comparable en la vida de un ser humano. Para mí, huérfano reciente, ese gesto tuvo una doble connotación que ha marcado cada paso, cada logro de mi existencia. Tal vez por eso no me siento enfermo ni anticipo la muerte, y puedo hablarle a usted con entereza. Fui agraciado con la generosidad de su gobierno y lo sigo siendo, pese a mi viudez y la soledad que padecemos los moribundos.

"Pero no quiero aburrirlo, sé que tiene otros enfermos que atender. Lo traje aquí, a este páramo entre el asfalto, para decirle que voy a extrañar mucho todo esto. El olor del césped mojado, la frescura del aire en invierno —que trae café y destino—, la risa tonta de mis conciudadanos y su esperanza en las cosas más triviales. La incertidumbre que acarrean los temblores y los cambios de gobierno, o la resaca de un perfume que nos asalta sin reconocerlo. Cuando ya no esté, mi querido galeno, los ojos de mi nieta seguirán brillando, mis hijas serán eventualmente abuelas y entenderán a qué sabe la nostalgia y la ternura. Se perderá la imagen de aquel camarada que trajo consigo la música en tiempos de decepción, los pasajes literarios que alguna vez me conmovieron por impecables o exquisitos, pero quedará la elegía que el cómico judío dedicó al boxeador musulmán, que será siempre un himno a la concordia.

"Cambiarán los coches; la moda será otra, más austera, menos púdica. El grafiti seguirá vistiendo las ciudades y habrá atardeceres dignos de una estampa en el Ajusco. El mar del Caribe mantendrá su azul insondable, sus adolescentes celebrando la ebriedad y la desnudez, ante el azoro de los nativos y los perros callejeros. Surcarán esas tonadas húmedas y las piernas regordetas otras calles frente a fachadas de colores bajo el calor de Tlacotalpan o de Mérida. La selva del Petén peleará contra los depredadores y habrá menos ballenas, pero también más pájaros. Caerán tiranos y profetas, como siempre, y habrá esperanza o desasosiego, como siempre. Los campesinos y los obreros sin futuro buscarán suerte más allá de los desiertos y las fronteras. Y las monjas tenderán al sol sus sotanas, los pecados y la ropa blanca".

Al terminar esta última frase, como un legado, Marcelo se giró hacia mí para regalarme una mirada traviesa, con una mezcla de complicidad y sorna.

"Usted y tantos otros seguirán haciéndose viejos frente a sus enfermos, enseñándoles, restituyéndoles la confianza y a veces la salud. En otra orilla, tras apearse de la barca de Caronte, lo recibiré de brazos plenos, mi doctor. Por hoy es suficiente y ni usted ni yo sabemos despedirnos".

Dicho esto, el buen señor Ibarretxe se incorporó con dificultad y sin voltear para nadie, emprendió su paso cansado hacia la salida del hospital, rumbo a esa orilla ignota que lo esperaba.

Su hija me llamó esta tarde, me hizo saber que había muerto apaciblemente, que su cáncer de páncreas se lo llevó —me confesó entre sollozos— con esa sonrisa que había mostrado en las últimas semanas; de complacencia, de gratitud acaso.

Viaje a Ítaca

Ten siempre a Ítaca en tu mente.
Llegar allí es tu destino.
Mas no apresures nunca el viaje.
Mejor que dure muchos años
y atracar, viejo ya, en la isla,
enriquecido de cuanto ganaste en el camino
sin esperar que Ítaca te enriquezca.

Konstantinos Petrou Kavafis, 1911

La mañana fulgura con la tibieza residual de una noche de lluvia. Nubes rotas y preñadas enmarcan al grupo de médicos que van de cuarto en cuarto. Por momentos, se detienen a cuchichear en torno a algún hallazgo ominoso, ante todo si el tumor no muestra visos de ceder en las cavidades de sus enfermos. Uno de ellos, Esteban, un hombre adusto que excede los sesenta, sigue solo en su habitación, oteando por la ventana y escribiendo a ratos sus memorias. La jefa de neumología titubea al abrir la puerta, su séquito expectante.

Decirle a un paciente con quien ha establecido una relación entrañable a fuerza de escaramuzas compartidas, que no hay nada más que ofrecerle, es una afrenta que se resiste a emprender.

Al entrar al cuarto 337, Esteban levanta la vista de su cuaderno y sonríe. Su mirada se ensombrece al cruzarla con su doctora, tan transparente que es incapaz de ocultar su desatino.

—Buen día, doctora Simpson, la noto desencajada.

—Tenemos que hablar, Esteban —replica ella, sin poder desembarazarse del pesar que la precede.

—No hay prisa, Molly (primera vez que se dirige a ella por su nombre de pila). Tenemos toda una muerte por delante.

La conversación dura escasamente diez minutos, a solas, porque la doctora ha pedido a sus alumnos que la esperen afuera. No hay llanto ni brotes de histeria. Ambos interlocutores están diáfanos acerca de la tarea estéril que les ocupa.

—Supongo que querrá irse usted a casa, Esteban —sugiere ella, para finalizar el diálogo.

—Sí, doctora. Pero antes quiero dejarle estas notas, que no alcanzaré a publicar. Considérelo un regalo y un testimonio que usted, como mi mejor aliada, sabrá sopesar.

Esa noche, pese al agotamiento de un día plagado de exigencias y desenlaces, la doctora Simpson abrió la carpeta con algunas páginas sueltas que depositó en sus manos el paciente moribundo. Lo que sigue es una copia (sujeta a una mínima edición) que me hizo llegar hace unas semanas, justamente dos días después de que muriera Esteban, a quien conocí y ayudé a bien morir.

A la luz de la polarización social que estamos viviendo, me detengo a reflexionar en torno a mis propios avatares ideológicos y la experiencia que me ha dejado, por fortuna, un legado para adentrarme en mis motivaciones inconscientes y en mis sueños. Crecí bajo el sino del psicoanálisis, tanto que, en la oficina de mi padre, tal como la recuerdo —amplia y sombría—, siempre sumida en una curiosa penumbra, me recibía el busto de Sigmund Freud en bronce, anclado en un pedestal de caoba, amenazando a quien osara pasarlo por alto. Su librero mostraba las obras completas del fundador del psicoanálisis, en una edición de 1950 empastada en tela, reinando sobre otras decenas de textos de autores ignotos para mis contemporáneos, y formados en nombres enigmáticos que prefiero rememorar en orden alfabético: Bion, Etchegoyen, Kohut, Klein. Kernberg, Sullivan, Winnicott. Atónito, esquivando la mirada de mi padre, yo oteaba esos volúmenes tratando de descifrar desde sus lomos si alguna patología pudiera resultar de mi incumbencia. Ser hijo de médico supuso siempre un estigma en mis temores más arcaicos.

De modo que resultó inevitable que, al despuntar con mis arrebatos adolescentes, me viera sentado frente a un austero inquisidor, mi primer psicoanalista, quien indagaba con peculiar empatía qué aguas turbias estaba yo atravesando. Su sala de espera era peculiarmente estrecha, con lugar para dos (tres apretados, cosa que nunca ocurrió). Lo adornaba una copia deslucida de la etapa azul y rosa de Picasso (el viejo guitarrista, pronto lo investigué) que sentaba de suyo la atmósfera de introspección y duelo. En aquellas primeras sesiones me situaba cara a cara con mi doctor, temiendo que al ser amigo de mi padre mis secretos trascenderían esas paredes. Me limitaba a reseñar eventos circunstanciales, sin aparente importancia, pensando que lo disuadía de un interés más profundo en mis delirios. Me divertía contándole algunos sueños, que trastocaba deliberadamente para acreditar sus reacciones e irlo descifrando. Supongo que, sin advertirlo, había atravesado el espejo de la transferencia.

Poco a poco encontré que me agradaba hacer ese largo trayecto hasta su oficina en un edificio templado de aluminio, en aquel gélido piso, que conocí solo a expensas de adentrarme subliminalmente en su espacio: pocos libros, austero, una ventila medio abierta y el distante murmullo de la avenida siete pisos más abajo. Aprendí a sentirme cómodo ante su templanza, su aire de complacencia y su disposición para respetar mis incertidumbres. Quizá un año después abandoné el tratamiento, en eso que se suele llamar "huida en la cura", con la arrogante pretensión de estar sano mentalmente y de haber arrojado mi neurosis por aquella ventana hacia la calle.

Por supuesto, seguía arrastrando mis cadenas y esa época de zozobra se aderezó de una búsqueda errática mediante las sustancias psicotrópicas que pululaban entre mi generación. Fue un descalabro que trajo consigo cierta advertencia social; el submundo de las drogas me mostró la naturaleza más mezquina y artera de la sociedad urbana. Romper las leyes, para bien o para mal, invariablemente nos asoma al piélago de lo más crudo, donde habitan todos los demonios, propios e invitados.

No toqué fondo, pero lo vi muy cerca, en la miseria emocional, en quienes se escindieron en el torbellino del ácido lisérgico o la psilocibina, en alguno que murió lejos o se desterró del futuro, tornándose en parias o peor aún, recuerdos yertos. Decidí exiliarme en Europa para buscar un remanso, para reencontrarme. Bastaron dos años y otras tantos tropiezos y desilusiones para devolverme la razón y la melancolía, que en mi caso siempre han ido de la mano. Volví a mis orígenes y una vez inscrito en la educación superior, con un modesto ingreso que me procuraba para sentirme adulto, retomé el psicoanálisis, convencido de que, si permanecía solo en la penumbra del bosque que habitaba, perdería de nuevo el rumbo.

Puedo escribir estas líneas porque, sin haber alcanzado las profundidades que aspiraba, logré reconocer que mi conflicto edípico no era solamente una ilusión sino un designio, que los sucesivos desamores se debieron siempre a mi inconsistencia y no al objeto, como solía ejemplificar el buen Segismundo. Y, ante todo, que la felicidad es una quimera que se construye de retazos, por mucho denuedo y ambición que coloquemos en la empresa. Lo único que en mi experiencia tuvo un valor absoluto fue el amor hacia mis hijos, incuestionable como el rumor de la sangre misma. Aprendido, sí, porque acude a posteriori, cuando uno mece en sus brazos a cada vástago y lo hace suyo, en un breve pero intensamente lúcido destello de inmortalidad.

Hoy estoy quieto, debatiéndome con esta enfermedad que cada noche gana más terreno (de ahí el símil del cangrejo) y atento a las noticias que inundan las redes sociales acerca de una pandemia que nadie ha podido contener. Sin soberbia, puedo escribir que mi experiencia en esos divanes, esperando la interpretación que no surgía, imaginando y construyendo mi propia narrativa, me hacen un hombre más prudente y menos histérico. Soy ese Ulises andrajoso que se resiste a creer que alguien lo espera a su regreso. Así que, a fuerza de obsequiarlo como una reflexión a mis congéneres, termino con algunos argumentos producto de lecturas y testimonios de primera mano.

No creo en las tesis que proponen conspiraciones biológicas o belicosas en torno al surgimiento de este nuevo coronavirus. Ante la debacle o la incertidumbre, la mayoría de nosotros —como niños despavoridos— tratamos de encontrar un culpable. Aquel que, por descuido o deliberadamente, arrojó al caudal humano el veneno del conocimiento y de la muerte. Piensen en la expulsión del paraíso o, desde otra mitología, en la caja de Pandora. Alguien debe haber abierto ese arcón donde guardábamos todo lo siniestro y, por supuesto, la culminación de su maldad es destruir a los más débiles, a los más pobres, a los viejos y las embarazadas. La analogía encaja a la perfección.

El otro responsable es el gobierno. Un patriarca que no supo cumplir sus promesas de proveernos todo gratis y a manos llenas. Que nos falló cuando debía cuidarnos día y noche, ante viento y marea. Aunque se trate (solo en lo racional) de un fenómeno microbiológico, que nadie puede detener mientras no exista una vacuna suficiente. Nos conminaron a enclaustrarnos, pero estuvimos dispuestos a cumplirlo mientras no afectara nuestros intereses personales o hasta que cediera el pánico. Una sociedad que no asume su responsabilidad colectiva es como un rebaño en desbandada, una estampida de bestias aterradas ante lo inefable, huyendo del ruido atronador de sus propios fantasmas. Esperar que los ministerios de salud dicten la conducta individual es tanto como creer que un dios vela por cada uno de nuestros actos, incluso los más nimios. Cada hombre y mujer adultos, enfrentados a una infección que puede acarrear la muerte, son responsables de su integridad y la de su progenie. Pero también deben entender que cuidar su entorno, a sus vecinos y a sus compañeros de trabajo, es la medida mínima para conservar un halo de seguridad que no lo dañe, día tras día. Nadie más puede hacerlo por nosotros.

No se le puede pedir a la masa que adopte una actitud serena, eso va en contra de su impronta. Escucha lo indispensable, se resiste a pensar y actúa habitualmente por instinto, atraída por el magnetismo de la contrariedad o la violencia. Es una estructura amorfa que cede fácilmente a la desinformación y a los enredos. Eso alimenta su voracidad por lo absurdo.

Basta una noticia que se replica de pantalla en pantalla para atribuirle calidad y valor de cambio. Ante una epidemia como esta, es inevitable que los remedios mágicos, las curas milagrosas y la gracia divina tengan más injerencia que la poco convincente realidad científica, que requiere consenso y validación. ¿Por qué creerles a los hombres de ciencia si nos han dejado a merced de un enemigo invisible que mata sin oxígeno, que no respeta a los ancianos y que no tiene fin?

Lo irónico de toda esta experiencia es que saldremos fortalecidos. Quienes sobrevivan, habrán aprendido que no se puede confiar en la integridad corporal o la entereza de una especie que desoyó los reclamos de la Naturaleza y otros habitantes —más ingenuos— de nuestro planeta. No todos, por supuesto. Entre nosotros siempre estarán los sátrapas y los ladinos, los que se creen merecedores del destino, los que se deciden por la crueldad como argumento retaliatorio. No es una nueva espiritualidad la que nos espera, dudo que las religiones hayan aprendido la lección. Más bien permanecen asustadas y reculando en sus antiguos dogmas.

Será una nueva conciencia colectiva, afirmada en los jóvenes, replicada en los niños que sobrevivieron esta condena sin heridas permanentes, inmunes a la estulticia y al miedo. Una disposición por respetar el medio ambiente, por construir puentes de justicia social, por edificar lo necesario y desdeñar lo superfluo. Creo sinceramente en ese proyecto, pretendo regalarme ese futuro que ya no veré y, con ello, puedo permitirme este solaz, la convicción de que, a pesar de tanta agonía, nunca estuvimos al borde de perderlo todo.

Terminé de leer estas palabras sobrecogedoras con lágrimas en las comisuras de los ojos, como si Esteban me hubiese interpelado bajo la lámpara de pie que me iluminaba esa otra noche. No sé si murió simplemente por ahogo, dada la invasión neoplásica que subyacía a sus pulmones o si, por un mero infortunio, lo alcanzó la plaga que estamos padeciendo.

Me quedé meditando en su disertación, seguro de que podemos ser mejores, aunque nuestra indiferencia y mezquindad estén continuamente amenazando, más destructivas que cualquier microorganismo.

Corolario: Algunas lecturas pertinentes

En este espacio, incluyo un breve análisis de cinco obras que a mi juicio resultan ilustrativas de esa condición del hombre enfrentado a los vaivenes de las epidemias. Son todas ellas novelas extraordinarias, no solo por su calidad, sino porque en efecto salen de lo ordinario para colocarnos, endebles y atemorizados, frente a la marejada invisible que nos aniquila, mortales al fin, de cara a nuestro desamparo originario.

La peste de Albert Camus, París, Éditions Gallimard, 1968 [trad., *La peste*, Madrid, Ediciones Debolsillo, 2012].

De todas las novelas de Camus, ninguna describe la convivencia (valga el disparate) con la muerte y en un sentido épico tan elocuente como *La peste*. La historia se centra en un grupo de individuos que se definen frente a la epidemia que devasta a la ciudad vertida hacia sí misma. Escrita en 1947, mientras Europa celebraba entre ruinas la derrota de las huestes de Hitler, Camus vaticinaba que la peste aparecería de nueva cuenta para reescribir la banalidad e ilustración entre los hombres. La metáfora literaria asume que la pestilencia simboliza el Tercer Reich y que estamos destinados a contaminarnos una y otra vez con la plaga del totalitarismo.

Desde luego, uno puede llevar la metáfora más lejos y referirla al mundo contemporáneo inmerso en un mercantilismo y consumismo sin límites, donde la voracidad de las sociedades hace que se atraganten con su propia cola. En tiempos del covid-19, su vigencia es aún más oportuna. Ilustra también la migración de millones en busca de un paraíso absurdo, que los condena una vez más a la miseria y al exilio, a la desolación y la penuria de clases en las márgenes de un Primer Mundo que nunca será suyo.

La novela, que parece trasmutar en una crónica, se sitúa en la ciudad norafricana de Orán, alrededor de 1940. Es un sitio desprovisto de la placidez aburguesada del Mediterráneo. Ahí, nos refrenda el autor, los hombres —aburridos de sí mismos, indiferentes y ruines— le dan la espalda al mar. Este, sin embargo, es en todo momento una presencia amorfa que amenaza, ola tras ola, con desaparecer al pueblo entero de significado.

El personaje central, el Doctor Rieux, debe luchar contra una epidemia de peste bubónica que ha obligado a las autoridades a cerrar las puertas de la ciudad, haciéndola prisionera de la enfermedad. Rieux lucha denodadamente contra el mal, rehúsa toda justificación metafísica hacia esta calamidad y, en contraste con el padre Paneloux, que ve la peste como una maldición divina, un castigo merecido por los pecados del hombre, se erige para vencerla.

Desde cierta perspectiva filosófica, la peste en Camus significa la expresión de la maldad en todas sus manifestaciones, incluida la guerra (y en una lectura más alegórica, el nazismo). Así que enfrentarse a la peste, no obstante cuan aleatorio o peligroso resulte, por más en vano que sea, es la única conducta humana posible. El ser humano tiene que sobreponerse a lo absurdo de su condición en un acto de protesta, para unirse a los otros ante las únicas certezas de su existencia: el amor, el sufrimiento y el exilio.

El autor distingue tres instancias que conforman la experiencia de lo absurdo en la humanidad: *a)* los sujetos experimentan lo absurdo sin conciencia clara, como Mersault, el héroe de *El extranjero*, al principio de la novela; *b)* el hombre absurdo ha entendido su disyuntiva y la asume, como el propio Mersault al final de la novela y, *c)* el sujeto se revela y es capaz de construir su existencia en lo absurdo.

La trama de *La peste* nos sitúa durante la ocupación nazi en la ciudad de Orán, algo que se infiere, que está como telón de fondo en todo momento. Desde el primer capítulo aparece de lleno la señal de alarma, una rata muerta que simboliza la transfiguración de lo suave, lo cotidiano, en aquello abyecto y ominoso. Las ratas muertas se acumulan y acarrean con su emergencia el bacilo mortal de la plaga. El narrador, Rieux, el alter ego de Camus, nos cuenta desde el dolor de la separación de su esposa, como se cierne la muerte implacable contra su ciudad y su oficio.

Camus distingue reacciones diversas en sus personajes frente a la catástrofe. Cottard, el cínico, se regocija de manera malsana del sufrimiento ajeno, y saca provecho de la epidemia organizando el mercado negro; pero a la postre, su actitud superflua lo conduce a la locura. El sacerdote Paneloux ve en la plaga el castigo que Dios impone a los hombres por su egoísmo, y así invita a los fieles a la reconversión pero, a la sazón, profundamente trastornado por la muerte de un niño, se sumerge en el silencio y muere solo, sin solicitar la ayuda del médico. Grand, el funcionario civil, se contagia y se cura, sin que sepamos bien a bien que es lo que lo salva. Está también Rambert, el periodista parisino separado de la mujer que ama, quien pone todo su empeño en abandonar la ciudad, y una vez que adviene la oportunidad, decide quedarse para afiliarse con los que están luchando. Rieux y el antihéroe extranjero Jean Tarrou organizan un servicio sanitario que alivia el sufrimiento que los rodea, haciendo lo poco que pueden, en una tarea a ratos tan fútil como apasionada. Al final, Tarrou también se contamina y Rieux es notificado, mediante un telegrama, que su mujer ha muerto a la distancia.

En gran medida, la peste es una metáfora y una rendición del hombre frente a la convicción inapelable de su muerte. El narrador nos vaticina al principio del libro que la epidemia es nuestro destino, que nos confirmará lo absurdo de nuestra existencia y la precariedad de la condición humana. Es sin duda una parábola del nazismo, esa grave enfermedad política, contagiosa y mortal que desafía la conciencia y destruye la civilización. La población que sufre en Orán representa las víctimas del holocausto, y una vez que la peste desaparece, los sobrevivientes muestran una capacidad para el olvido que resulta inquietante.

El personaje de Cottard retrata a los colaboracionistas, que sacan provecho de la ocupación alemana para enriquecerse. Paneloux en cambio representa la estulticia de una religión que no se atreve a condenar el horror del nazismo (acaso en alusión velada al papa Pío XII). Grand, el funcionario pusilánime, se muestra apenas útil por sus lacras administrativas (una suerte del gobierno de Philippe Pétain que capituló ante los alemanes). Finalmente, Tarrou, Rieux y, en cierto modo, Rambert evocan la resistencia que se enfrenta a los ocupantes. El propio Rieux nos hace sentir al final de la obra que la plaga del totalitarismo, por mucho que se reprima y permanezca tapiada, puede resurgir.

Pero La peste de Camus también entraña una iconografía del mal que está sembrado en todos los hombres. En palabras del personaje de Tarrou: "cada uno lleva la peste en sí, porque nadie está indemne de aquello que es connatural, el microbio". De modo que la lucha contra esta plaga deviene en una ilusión, la peste existirá siempre en los avatares del hombre, aislado o solidario, como un mal inextinguible, del que todos deberemos estar siempre vigilantes. A pesar de este vívido retrato de la desolación, Camus nos ofrece una salida al sinsentido de nuestro narcisismo, esto es, seguir luchando pese a los momios en contra. Al final de La peste, el protagonista observa a las familias y los amantes reunirse cuando las puertas de Orán finalmente se abaten y él (como el mar y el narrador a sus espaldas) se reconcilia con el sufrimiento humano en su búsqueda inmanente del amor. No hay certezas, por supuesto, solamente queda el imperativo categórico de reflejarnos en la inmensidad y en lo impredecible de la Naturaleza para sopesar nuestra finitud.

Estación once de Emily St. John Mandel, Croydon, Picador, 2014 [trad., *Estación once*, Madrid, Kailas Editorial, 2016].

Este relato, escrito con cierto candor por la autora canadiense St. John Mandel, recurre a elementos sutiles y familiares para situarnos en un peculiar apocalipsis. Una cepa virulenta que "explota como una bomba de neutrinos en la superficie terrestre" arrasa con 99 por ciento de la humanidad. Los sobrevivientes se hacinan en construcciones tétricas mientras el planeta se colapsa en su derredor, desatando cultos criminales y huestes que reptan por caminos derruidos y rastrean los vestigios de alguna civilización.

La novela oscila entre la sociedad previa a la epidemia y el Año Veinte tras la destrucción, y unos cuantos forman bandas de peregrinos en asentamientos aislados. Poco a poco, el relato nos conduce para tejer los lazos que cada personaje tiene con su pasado y su diezmada modernidad.

Nuestra historia comienza con un trágico final. Una noche, en un teatro de Toronto, el actor que interpreta al Rey Lear cae fulminado por un ataque cardiaco. Apenas hay tiempo para absorber esta muerte cuando se desata la epidemia de Influenza de Georgia, que aniquilará a la especie humana. En el escenario que atestigua la muerte de Arthur Leander se encuentra Kirsten Raymonde, una niña de ocho años que tiene un papel discreto, sin diálogo, como una de las hijas en la tragedia de Shakespeare.

Veinte años después de este incidente y tras la pandemia, reencontramos a Kirsten en un horizonte perdido a orillas del lago Hurón. Ya no hay Canadá ni Estados Unidos, las fronteras se han evaporado con la masacre. Ella forma parte de una caravana montada en carretas arrastradas por caballos con una veintena de comediantes y músicos que se autoproclama como la "Sinfonía Itinerante". En cada comunidad a su paso, la "Sinfonía" se detiene a entretener al escaso público con una representación teatral: obras de Shakespeare, porque han constatado que eso es lo que la gente prefiere. El teatro vagabundo tiene un lema: "Sobrevivir es insuficiente", una frase poco poética —pero que define su carácter— extraída de un episodio de Star Trek y que la joven lleva tatuada en el antebrazo.

Aunque el tiempo y la desazón han borrado el rostro de su madre y la nitidez de cosas tales como internet, electricidad o agua potable, Kirsten recuerda con precisión casi obsesiva el deceso súbito de Arthur Leander. Al grado de que se ha convertido en coleccionista de los recortes o chismes de telenovela que se refieren al actor, y que guarda celosamente en una bolsa ziploc que carga consigo. Ese cofre de tesoros contiene también dos números bastante maltratados de un cómic que destaca al Dr. Eleven, un físico que vive en una estación espacial tras escapar de la conquista de la Tierra por alienígenas. Mediante *flashbacks* que se van suscitando en la novela, donde la curiosidad infantil de Kirsten es el hilo conductor, trazamos la azarosa vida del actor. Nos atraen los altibajos de su carrera teatral y, sobre todo, la clave de su primer matrimonio con una diseñadora de arte, Miranda, a la sazón autora de las historietas del tal Dr. Eleven. Los dos ejemplares que Kirsten guarda son primeras ediciones regaladas por Arthur en sus años de actriz infantil de reparto. Ambas ficciones se entrelazan, a mi juicio un exceso de parte de la autora.

La *troupe* ancla en el pueblo de St. Deborah by the Water en busca de una pareja que se quedó atrás y, para su sorpresa, los pobladores han caído bajo el control de un fanático que se hace llamar "el profeta". Ansiosos por recuperar a sus compañeros, la caravana sigue hacia un aeropuerto que aloja más de trescientas personas que ahora se denomina el Museo de la Civilización. Ahí se conservan artefactos tales como laptops, tarjetas de crédito y zapatos de tacón. El enfrentamiento con el profeta no se hace esperar.

Emily St. John Mandel es una fabuladora muy hábil que sabe mezclar la narrativa y sus personajes a placer para regocijo del lector, que va dirimiendo paso a paso el sentido de todo este periplo.

Station Eleven es una novela distópica de misterio que conduce al lector a descifrar las claves de la historieta y engarzarlas con el destino de los personajes principales, eslabonando el pasado con esas dos décadas de desolación.

Sin embargo, el libro decae en la impronta psicológica de sus actores, quienes parecen ajenos al cataclismo que los remonta al futuro y les subvierte el pasado. En ningún momento percibimos que la Sinfonía sufre hambre, sed o desamparo; la sensación es que se trata de criaturas ingenuas que subsisten en una civilización ignota. Incluso el malvado profeta resulta la excepción —y no uno de tantos descastados— en una vasta sociedad postapocalíptica. La supervivencia puede ser insuficiente, como reza la autora, pero ¿basta nuestra devoción por el arte para salvarnos? Si este libro se asoma al terror y la miseria humanos, lo hace a tientas, con una ingenuidad que remite a la bondad por encima del realismo que esperamos de una novela trazada hacia el fin del mundo.

Ensayo sobre la ceguera de José Saramago, Lisboa, Editorial Caminho, 1995 [trad., *Ensayo sobre la ceguera*, Madrid, Alfaguara, 2010].

La novela del insigne Premio Nobel José Saramago muestra un mundo distópico tras la epidemia de ceguera blanca, que no discrimina y priva de la vista a cuantos encuentra. El gobierno, temeroso de su rápida diseminación, recluye en cuarentena a sus ciudadanos. El lector sigue, a partir de este momento, los avatares de los reclusos orquestados por la mujer del Doctor, que es la única persona que puede ver. La "maldad blanca" se extiende de manera exponencial como una pandemia y dentro del confinamiento, se derrumba el orden moral y la lideresa tiene que encontrar un complejo balance ético entre los afectados.

Saramago nos conduce por los meandros del resentimiento social y su decadencia, pero a la vez nos ofrece una salida airosa al "malestar en la cultura" de la privación de los sentidos. Como ha resultado obvio para sus biógrafos, el autor gestó su obra como metáfora política de los años de la dictadura de Salazar, que emuló las prisiones de los nazis. Incluso llegó a decir en una entrevista que el asilo mental de "La ceguera" era un símil de la solución final o de la infame prisión de Garrafal en Cabo Verde. Las condiciones del asilo mental de la novela reflejan, en su devastación y podredumbre, la de aquellas cárceles de la dictadura portuguesa.

Saramago aprovecha ciertos pasajes de esta novela para expresar su desconfianza hacia la iglesia católica, que cerró los ojos ante la represión autocrática. Dios y sus santos abandonaron al pueblo y lo dejaron a merced del tirano. La fe no los salvará de su ceguera, apuntan el Doctor y su esposa y, en efecto, al huir de la iglesia, algunos van recuperando la vista gradualmente. No tienen que recurrir a un poder superior para retomar lo que es suyo de nacimiento; verbigracia, su capacidad para descifrar y discernir el mundo.

La moralidad en una sociedad descompuesta, o su ausencia, ante una catástrofe generalizada, se va desglosando como el tema central de la novela. El Doctor sugiere en algún momento que la estatura moral de los hombres los ha abandonado junto con su invalidez: los pleitos entre personajes, las disputas accesorias y los conflictos por las raciones de alimentos se suceden a lo largo del relato, destacando esa pérdida de valores éticos. El personaje central nos advierte: "La violencia ha sido siempre, en mayor o menor medida, una forma de ceguera"; lo que se traduce como una desatención a las necesidades ajenas.

En la trama, la disputa por los alimentos escala al grado de que una pandilla de rufianes se hace del alimento y exige a cambio que le cedan a sus mujeres como prenda sexual para repartir raciones. La mujer del Doctor organiza la resistencia que fracasa sangrientamente y ella confronta al matón distinguiéndolo por su perversión. En este contexto, las mujeres recuperan su amor propio confrontando a los hombres que quieren ofrecerlas: "La dignidad no tiene precio —enfatiza el autor— porque cuando uno empieza a hacer pequeñas concesiones, al final la vida pierde sentido". No obstante, la pasividad de los hombres precipita a las mujeres a una violación en masa y, para restaurar la honra de una víctima mortal, la esposa del Doctor encuentra agua para lavarla. Enseguida, toma unas tijeras que usaba para rasurar a su esposo y las clava en el cuello del jefe de la pandilla criminal al tiempo que este experimenta un orgasmo.

El asesinato del gánster define el nudo de la novela en tanto justifica la vindicación de aquellos que pueden distinguir entre el bien y el mal. En alguna medida, enfrentados a la adversidad, los seres humanos nos vemos compelidos a romper con un rígido sentido ético para restaurar el orden social. Solo así somos capaces de devolver la vista (la capacidad de discernimiento) a quienes han sido cegados por la injusticia.

La cuarentena de Jean-Marie Gustave Le Clézio, La quarantaine, París, Éditions Gallimard, 1995 [trad. La cuarentena, Barcelona, Tusquets, 1998].

La cuarentena de Le Clézio es un texto complejo, que nos plantea un viaje de retorno épico de su narrador a la isla Mauricio. Este periplo debuta con el personaje central deambulando por París mientras rememora sus orígenes y el encuentro de su abuelo con Arthur Rimbaud, que dicta su travesía y sus derroteros. En todo momento la narrativa nos trae un juego de citas de los poetas malditos, que su abuelo recitaba, y que hacen referencia al viaje sin fin, surcando el mar. León, el narrador, llega por fin a la isla anhelada en su pesquisa del tiempo perdido, donde los antepasados y el propio Rimbaud cobran vida en distintas etapas de la odisea.

Nuestro personaje descubre y se desliza hacia los viajes de su abuelo rumbo al mismo destino en 1891 y con el poeta, que envenena a los perros agónicos durante su escala en Aden. Pero también se asoma a la realidad palpitante de la aventura en espejo de su abuelo que consiste, a la modalidad psicoanalítica, en el cumplimiento de un deseo onírico.

El relato de León, el tío desaparecido, comienza con el desembarco de los pasajeros del buque *Ava* en la isla Plate por motivos de cuarentena. Se produce un cambio de tono en la narrativa, así como la introducción de otras voces literarias y la de su abuela, recitando los versos malditos. Se inserta aquí una paráfrasis, la epopeya de la madre y abuela de Suryavati, un personaje hindú, que viaja a su vez desde la India hasta la isla primigenia. La imagen del barco a la deriva, se confunde con la balsa hasta que los personajes se diluyen y desaparecen en el océano como víctimas de un tiempo recuperado. Arthur Rimbaud es citado y transfigurado en un mito y el antepasado legendario se identifica con él por su carácter rebelde y marginal.

La obra del autor conjuga la temporalidad narrativa con una cierta temporalidad temática, donde los avatares cotidianos se enfrentan a la veracidad de la historia. Una historia de eventos, más que una exégesis, como la infancia cargada de candor en contraste con el exilio o la ruina de los famosos inmigrantes retratados por Gericault en la *Barca de Medusa*, que fueron abandonados por las autoridades de la isla.

Así, mientras unos personajes permanecen encadenados a su pasado, con la falsa ilusión de recuperar un edén perdido, otros se libran de su predestinación mediante la rebeldía y la poesía. En efecto, la reiteración del viaje por mar hacia la tierra prometida se atribuye no solo a los protagonistas, sino a todo un pueblo que se ve orillado al éxodo. Se delimitan así el espacio y el tiempo insulares en contraste con lo efímero de la existencia mundana y arrojada al mar de lo incierto y lo caduco. La esencia de la novela parece develarse en esta superposición de narrativas, la resignificación de la muerte y la evocación lírica. Estos elementos dramáticos se anteponen al lector para recordarnos que, como seres vulnerables ante la genealogía y la muerte, transitamos buena parte de nuestra existencia en un viaje a la deriva.

La carretera de Cormac McCarthy, *The Road*, nueva York, Vintage Books, 2006 [trad., *La carretera*, Madrid, Debolsillo Ediciones, 2009].

Esta es una novela que transfigura y se asoma al precipicio de la finalidad humana. Con exquisita imaginación, McCarthy nos deposita en la brecha del amor y la desesperación de un padre diligente y su tímido hijo que son "el mundo entero, uno para el otro". La experiencia inicial de este libro es opresiva y su final nos fractura emocionalmente.

El mundo conocido ha sufrido un apocalipsis cuyo origen queda incierto y ante la monumental pérdida que los personajes padecen en su travesía, tal cataclismo resulta vacuo. La atmósfera es enfermiza. El terreno se nos presenta cauterizado y el aire plagado de cenizas al punto que requiere el uso constante de mascarillas. La naturaleza es nauseabunda y ha sido saqueada de tal forma que la comida enlatada y los zapatos son la aspiración más codiciada. Todo el entorno se ha precipitado en una violencia salvaje y generalizada: hordas de asesinos, depredadores y cultos fanáticos que se disputan los desechos. La descripción de un grupo de individuos macilentos y barbados, cuyas ropas apenas los defienden contra el intenso frío y que arrastran a sus prisioneros sujetados con collares de perros, resulta escalofriante. Pese a esta funesta realidad, el padre pretende instilar en su hijo una ética cuasi cristiana, rehusándose a abandonar toda esperanza.

Toda esta escenografía hace que el lector se sienta inmerso en el desasosiego que conduce a esta pareja hacia un destino incierto. El padre está tosiendo sangre, lo que los fuerza a desplazarse penosamente hacia el sur, buscando el mar y, de ser posible, un clima invernal menos arduo. Empujan sus escasas pertenencias en un carrito de supermercado, al que le han adaptado un espejo retrovisor para mantenerse atentos a la retaguardia. El padre carga una pistola con solo dos balas y persiste en la debacle de un esposo que ha perdido a su esposa por suicidio. Si los atrapan, los malandros seguramente violarán a su hijo, los degollarán y después se comerán sus restos. Ante esa amenaza, planea matar a su hijo para ahorrarle sufrimiento, pero no se sabe capaz de hacerlo. Entre esta pesadilla diurna y sus sueños de un mundo perdido, sigue indolente su paso por las carreteras.

Se desplazan hacia el sur desafiando el invierno nuclear, durmiendo a contramano, encendiendo fogatas efímeras, explorando ruinas en busca de alimento inmersos en un infierno metafísico que el autor convoca con destreza. Nos hace añorar la restitución de lo normal en medio de tanta desolación e incertidumbre. A nuestro derredor se cierne una violencia inexplicable, la pena de muerte en diversas facetas, el masoquismo y la redención. Su personaje central nos contagia su beligerancia y su misantropía en un deseo permanente de salvar a su hijo pese a tanta calamidad. En tal desamparo, cualquier ente que se atraviese en su camino será un enemigo; no hay medias tintas, no hay tregua ni concesiones.

Sin respiro alguno, el lector sigue a estos dos exiliados con el convencimiento de su fatalidad y encontrando con ellos los restos de una civilización devastada: un tren abandonado, vestigios de un universo inconexo y carente de estructura.

Una noche, cuando el padre acepta que su hijo y él morirán de inanición, llora, no ante el desenlace sino por su duelo hacia la belleza y la bondad. En contraste con Camus, McCarthy se desprende de lo absurdo de la existencia para recurrir al afecto, a la veneración de lo bello. Breve y mística, McCarthy no revela qué sucede con el niño, si es capaz de redimir el universo decadente o acaso sobrevive. Es tan solo un mesías anodino que arriba a un mar gris, carente de promesas y futuro.

Travesía entre el amor y la muerte. Crónicas de una pandemia
se terminó de imprimir en la Ciudad de México en noviembre
de 2020 en los talleres de Impresora Peña Santa S.A. de C.V., Sur 27
núm. 457, Col. Leyes de Reforma, 09310 Ciudad de México.
En su composición se utilizaron tipos
Bembo Regular y Bembo Italic.